FE 300 V44 2014
Velázquez Osuna, Ernesto,
Tâocate! Te toca vivir :
encuentro con el câancer de...
CCtr

¡TÓCATE!
TE TOCA VIVIR

VIVIRMEJOR

DR. ERNESTO VELÁZQUEZ OSUNA

¡TÓCATE!
TE TOCA VIVIR

Encuentro con el cáncer de mama

VERGARA

BARCELONA · MÉXICO · BOGOTÁ · BUENOS AIRES · CARACAS
MADRID · MIAMI · MONTEVIDEO · SANTIAGO DE CHILE

¡Tócate! Te toca vivir
Encuentro con el cáncer de mama
Primera edición, septiembre de 2014

D. R. © 2014, Ernesto VELÁZQUEZ OSUNA
D. R. © 2014, EDICIONES B MÉXICO, S. A. de C. V.
     Bradley 52, Anzures DF-11590, México
     www.edicionesb.mx
     editorial@edicionesb.com

ISBN: 978-607-480-701-1

Impreso en México | *Printed in Mexico*

Introducción

"Soy Karla Janeth. Cuando tenía 29 años me detecté una bolita en un seno pero no le di importancia porque ya me habían operado otros quistes, que por fortuna eran benignos. Los días pasaron y pasaron… y la bolita crecía muy rápido. No lo postergué más y decidí ir con la doctora. En la consulta me mandó a realizarme una **mamografía**.[1] Tras analizarla, me explicó que era un **quiste** como los otros, que lo mejor era operar. Una vez extraído y analizado, resultó que el quiste era maligno: cáncer de mama. ¡Era un resultado que no esperaba! Claro, cuando escuchaba hablar de estas enfermedades nunca me detuve a pensar en que a mí me podría pasar. En ese momento sentí muchísimo miedo, lloré a chorros porque no sabía qué iba a pasar conmigo. Recuerdo claramente que mi primera y única pregunta era '¿cuánto me quedará de vida? porque tenía la idea que el cáncer de mama no era curable, sobre todo porque la doctora no me supo explicar qué seguía. Solamente me dijo que tenía que ir con el oncólogo."

---

1 A lo largo de estas páginas encontrarás palabras resaltadas en negritas. Al final del libro está la sección "Traduciendo a tu médico", para que leas, con explicaciones sencillas, su significado.

Anterior a este libro, Ediciones B publicó *En tus manos está la vida*, también de mi autoría. El objetivo de esa obra es la concientización para la prevención y diagnóstico oportuno del cáncer de mama, fomentar la autoexploración y el autoconocimiento de los senos como parte integral del cuidado del cuerpo, la "casa" que se nos ha encomendado, el "vehículo" con el que pasamos en esta vida. En ese primer libro encontrarás todo lo relativo a la mama sana.

En este segundo, abordamos la enfermedad de lleno, explicamos su importancia en el mundo y en nuestro país, su origen y sus factores de riesgo. De la manera más sencilla posible, te diremos qué es el cáncer de mama y su desarrollo en las diferentes etapas. Además, te contaremos cómo afecta a la paciente y su familia, porque se trata de una enfermedad que nos toca y toda la sociedad debemos responsabilizarnos.

Así tal cual lo leíste: es una obligación conocerla y estar familiarizados con su terminología. Queremos que te quede claro que no se trata de una maldición que le toca al vecino de enfrente y que estás libre de la posibilidad de padecerla. Para que el cáncer de mama no te toque, ¡tócate!

ANABELL: "Hablar de mi encuentro con el cáncer de mama es hablar de mi más grande maestro de vida. Sin embargo, también es hablar de una experiencia que jamás esperaba vivir. ¡Sorpresa!, el cáncer de mama tocó a mi puerta. Pero pensé que sólo era una visita que traía maleta y se iría sin mayor molestia.

Estar conscientes de nuestro cuerpo es estar atentos de su funcionamiento, de su estado, de su mantenimiento adecuado para que nuestra vida tenga calidad. Somos nuestro cuerpo y no debemos ser ajenos a él, ya sea por distracción, disimulo o negligencia... ni mucho menos por ignorantes.

La campaña para fomentar la autoexploración es una cruzada contra la ignorancia de nosotros mismos, una mirada más allá de lo que nuestra mente nos dice; es un esfuerzo seguido de otro para el mejoramiento de nuestras mujeres, nuestros hombres, nuestros hijos, nuestra sociedad en general.

Atrévete a leer *En tus manos está la vida*, anímate a enterarte, ármate de valor para enfrentar el cáncer de mama. Al igual que muchas guerreras de nuestra fundación y que las grandes y valientes mujeres que con su testimonio enriquecerán este segundo libro, darás un paso más en contra de la enfermedad, en contra de la ignorancia".

"Mi nombre es Norma, tengo 49 años y a un año de distancia estoy escribiendo la experiencia más fuerte de vida a la que me he enfrentado, el cáncer de mama. Esperando te sea de ayuda si es que fuiste diagnosticada y te sientes temerosa de enfrentar esta enfermedad."

La mama normal

El nombre técnico de la mama es *glándula mamaria*, y de manera común se le denomina seno o pecho. Desde la perspectiva fisiológica, se trata de una estructura muy especial y única en el cuerpo. Su función primera es la de una glándula de sudor o sudorípara que sufre una modificación durante el embarazo y la lactancia, para la producción de leche.

Las glándulas mamarias son, técnicamente hablando, dos estructuras situadas en el pecho o tórax anterior, bajo la areola y pezón. En las mujeres, durante la niñez y hasta la pubertad se caracterizan por ser solamente un grupo de conductos muy pequeños; en los hombres así persiste durante toda la vida (a menos que padezca síndrome de Klinefelter).

El desarrollo de las glándulas mamarias, en la mujer, comienza a partir de la pubertad, en el paso a la adolescencia. Los primeros cambios se dan con la aparición del botón mamario, que es el abultamiento por debajo de la areola-pezón y termina su madurez con el advenimiento del embarazo.

Como puedes observar en la ilustración, básicamente está formado por glándulas galactóforas o conductos de la leche, que se encuentran alrededor de la mama y confluyen en el pezón. El seno se compone mayormente de grasa y de finas cuerdas o ligamentos que le dan su forma de cono; en el centro se encuentra una formación circular de piel más suave y delgada, con un color más intenso, llamada areola. La protuberancia más firme es el pezón, necesario para que durante la lactancia el bebé se alimente; esto es posible gracias a que su forma se adapta a la cavidad de la boca del recién nacido.

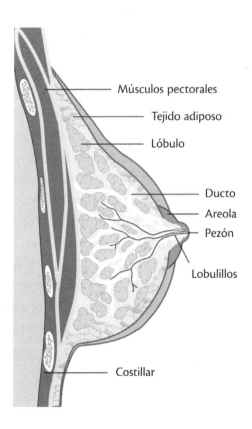

Músculos pectorales

Tejido adiposo

Lóbulo

Ducto

Areola

Pezón

Lobulillos

Costillar

El seno es un órgano muy especial porque tiene una triple función:

- Como característica exclusiva en el físico de la mujer, es altamente erógeno por su alta y fina sensibilidad.
- Es un referente en los cambios sutiles que produce el ciclo hormonal femenino.
- Útil para la lactancia de los hijos.

La forma y el tamaño de la mama depende de la herencia genética y las características físicas de cada mujer. Aunque en la mayoría de las mujeres pareciera que los senos son idénticos, no es así; cada uno es único porque tiene diferencias con respecto al otro, casi siempre muy discretas, sutiles. En algunas mujeres —las menos—, las diferencias entre uno y otro seno son muy obvias: el volumen o la dirección de la areola-pezón (más hacia un lado, hacia arriba o abajo). Por ello, hay ocasiones en que uno de ellos presenta más dolor o más sensibilidad, o sufre diferentes lesiones, ya sean benignas o malignas.

Respecto a ser un indicador hormonal, la mama manifiesta dos sensaciones: dolor e hinchazón en el inicio de su aparición y durante los días previos a la menstruación, debido a la acción de las hormonas femeninas, las cuales modifican su estado; por ejemplo, la retención de líquidos hace que su tamaño aumente. Ello provoca la dificultad de tocarlas o presionarlas, ya que causa molestia.

Como se puede comprender, la mama, glándula mamaria, seno o pecho es un órgano que hay que conocer, familiarizarse con su comportamiento y cuidarlo.

El cáncer de mama

MARCELA: "*Vamos por la vida corriendo diariamente de la casa al trabajo y del trabajo a la casa, los hijos, los trabajos domésticos, la familia, etcétera. Y un buen día tienes que hacer un alto en el camino porque te han diagnosticado cáncer de mama.*"

El cáncer de mama es una enfermedad antigua, ha acompañado a la humanidad desde sus inicios. Lo sabemos porque hay referencias documentadas. Quizá los primeros testimonios de esta enfermedad aparecen en papiros egipcios que tienen una antigüedad de tres mil años antes de nuestra era, y ya era calificada como una enfermedad sin tratamiento posible. En esos documentos se mencionan ocho casos de tumores o úlceras de la mama, y las describen como lesiones duras, frías al tacto y que no contenían fluídos o líquidos que los distinguiera de las inflamaciones o de los abscesos.

Tambíen hay menciones del cáncer de mama en escritos de la India de dos mil años antes de Cristo. En ellos se hace referencia al tratamiento de los tumores mediante cirugía, cauterización con hierros al rojo vivo y con mezclas químicas de **arsénico**.

Hipócrates (460-375 a.C.), el más famoso médico griego, escribió: "Una mujer en Abdera tuvo un cáncer de mama y un líquido sanguinolento le salía por el pezón; cuando se detuvo la salida del fluido, ella murió..."

En Grecia también, Galeno (129-200 d.C.) menciona la enfermedad como producto de la personalidad del paciente, la llamó "melancolía", y creía que era consecuencia del exceso de bilis negra en el cuerpo, lo que provoca que la persona sea triste y morosa. Él fue quien describió al tumor canceroso en forma de cangrejo: bola con venas largas que se extienden a todos lados y dan la apariencia de piernas.

El cáncer de mama es una enfermedad compleja, que inicia, según el tipo, en los conductos de la leche o galactóforos, o en los **lobulillos** donde se produce la leche; como todo tipo de cáncer, se debe a un incorrecto funcionamiento en el ciclo de vida celular. Trataremos de explicarlo de la manera más sencilla: el ser humano se forma a partir de un óvulo fecundado por un espermatozoide. Esa unidad se divide muchas veces hasta ser millones de células. Algunas de éstas se encargan de forman los tejidos. Como todo ser vivo, las células también mueren. Al morir unas y nacer otras, permiten el equilibrio necesario para el funcionamiento de todo el cuerpo. Sin embargo, en algunas personas, en determinadas zonas, eso no ocurre; es decir, las células no mueren, sino que siguen dividiéndose pero no le hacen falta al organismo, ya no cumplen una función. Al dividirse en 2, 4, 8, 16, 32, etcétera, crecen y crecen para formar grupos compactos: los tumores. Existen los benignos, que son aquellos que no causan problema de salud alguno. Y los malignos, que suelen diseminarse más allá de donde crecieron, y como no mueren, forman su propia manera de alimentarse: invade al tejido vecino sano de manera directa mediante la circulación de la sangre. Con el tiempo y los factores necesarios formará nuevos tumores malignos en sitios distantes de donde nació; eso es la *metástasis* o enfermedad fuera del sitio original.

Todos los seres humanos poseemos un complejo sistema de equilibrio en el organismo que nos permite crecer y desarrollarnos. Nuestro órgano más grande es el que nos cubre: la piel. En ella viven bacterias "buenas" que nos protegen de las "malas", llamada flora bacteriana, que también tenemos en el resto de los órganos, aparatos y sistemas del cuerpo, tales como el aparato digestivo, el urinario, el genital, el respiratorio, etcétera.

En lo referente a la salud de cada individuo, cada ser humano posee su información genética única, pues no existen dos seres idénticos, contenida en 46 cromosomas unidos en 23 pares, que rigen todas nuestras características de la composición y configuración física, color de la piel, de los ojos, estatura, tipo de cabello, personalidad, etcétera, así como el comportamiento inmunológico, que junto con los factores del medio ambiente que nos rodea, hace el equilibrio entre la salud y la enfermedad.

Poseemos genes que nos pueden enfermar, pero están equilibrados por otros que nos protegen contra la enfermedad.

Todos los seres humanos nacemos con genes cancerosos, llamados **oncogenes**, que provocan el cáncer, pero se encuentran de manera pasiva. Por otro lado, también poseemos los que nos protegen de esa enfermedad: los genes supresores tumorales o **protooncogenes**, que mantienen el equilibrio dentro del organismo. Dicho de otro modo, todos tenemos el potencial de desarrollar cáncer, pero éste no aparece gracias a un equilibrio que se logra de manera interna y constante; en cada segundo de nuestra vida estas dos tipos de genes libran una lucha permanente. Los oncogenes intentan trastornar la información de la célula para que modifique su comportamiento y provoque la enfermedad, pero los genes supresores tumorales evitan a toda costa que esto ocurra.

En uno de cada cuatro seres humanos, este equilibrio se rompe e inicia la aparición de la enfermedad en alguna parte del organismo, ya sea hombre o mujer, y en diferentes órganos del cuerpo. Sólo un órgano está exento de desarrollar cáncer: el corazón. Existen diversos y variados factores o causas que rompen el equilibrio en el organismo y en el código genético, pero se pueden agrupar en dos grandes rubros: propios o internos y ajenos o externos. Los primeros, como ya explicamos, son autónomos que se desarrollan en el cuerpo; los segundos son estimulados o provocados por la persona: costumbres, circunstancias y hábitos.

Existen dos tipos de cáncer de mama. El más común es el que se desarrolla dentro de los conductos de la leche o galactóforos, llamado adenocarcinoma ductal (*adeno*, glándula; *carcinoma*, cáncer, y *ductal* es conducto o ducto). Representa 75% de los casos. El resto corresponde al tipo lobulillar; esto es, que se genera en los lobulillos mamarios que se encuentran en la periferia de la glándula mamaria, que es donde están las glándulas que producen la leche en el embarazo y la lactancia.

En su etapa inicial, el tumor maligno se mantiene *in situ*, es decir, no invade la membrana o capa que lo cubre. Si las condiciones lo favorecen y estimulan su crecimiento, en la segunda etapa llega a la membrana, la invade o contamina. La tercera etapa es la infiltración o invasión; para ese momento, ya se extendió a las áreas vecinas cercanas, penetra en los

ganglios linfáticos y los vasos sanguíneos, con lo que más células enfermas viajan a otras partes del cuerpo. Con el paso del tiempo llega la cuarta etapa, en la que comienza la formación de tumores o cúmulos de células cancerosas en sitios alejados del tumor original; en otras palabras, ya se creó la metástasis, lo cual agrava la enfermedad porque afecta a más de un órgano.

Si se llega a la metástasis, se trata de un cáncer sistémico (generalizado a todo el cuerpo), por lo cual la atención y tratamiento abarca a todos los órganos, aparatos y sistemas del paciente.

Las cifras del cáncer de mama en el mundo y en México

MARTHA: *"Mi experiencia empezó en 1999, cuando me detectaron síndrome poliquístico de ovarios. Tenía 29 años. Para controlar mis niveles hormonales y conseguir periodos regulares, me sometí a tratamiento hormonal. Mi menstruación se regularizó y así se mantuvo durante ocho años, hasta que en marzo de 2008 mi regla no se presentó, así que decidí visitar al médico para una revisión. Ya me habían dicho que podía suceder y por esta razón no estaba mortificada en lo más mínimo. De hecho, unos días después me llegó mi período y aún así busqué cita pronto con él y aprovechando que ya estaba decidida a revisarme, decidí consultar a otro."*

El cáncer de mama es la primera causa de muerte por tumor maligno en mujeres en el ámbito mundial. Alcanza 500 000 muertes cada año, 30% de ellas en los países desarrollados y el 70% restante tanto en los países en vías de desarrollo (México es uno de ellos) como en los periféricos (los países más pobres).

De forma paradójica, en los países desarrollados el riesgo de padecer la enfermedad es cuatro veces mayor que en los en vías de desarrollo; pero el riesgo de morir por esta causa es mayor en las mujeres de los países pobres debido a que en nuestros países no es fácil y accesible la atención médica para la detección temprana, el tratamiento especializado y el control subsecuente de las pacientes con cáncer de mama.

En Europa y América del Norte (Canadá y Estados Unidos) la incidencia del cáncer de mama es de 99.4 de cada 100 mil mujeres; en México, de 18 de cada 100 mil; es decir, cuatro veces menor. En el caso particular de nuestro país, estas cifras se van convirtiendo en un grave problema de salud porque la expectativa de vida de las mexicanas ha aumentado. Así, cada vez hay más mujeres por arriba de los 60 años. Después de esa edad el riesgo de padecer cáncer de mama crece. Por ello anualmente el promedio de mujeres con esa enfermedad aumenta.

Desde 2006, en México, el de mama es la primera causa de muerte por cáncer, superando al cervicouterino. De acuerdo con el Inegi, en 2011, en México, de cada cien mujeres con cáncer de mama, 30 mueren.

ETAPAS DEL AVANCE DEL CÁNCER DE MAMA

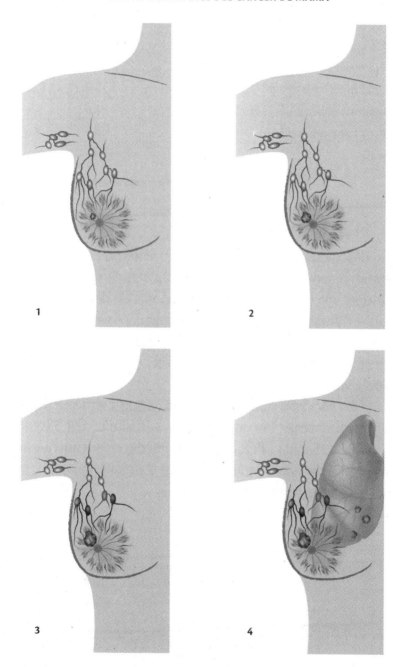

MUERTES EN HOSPITAL POR DIFERENTES TUMORES. POBLACIÓN MAYOR A 20 AÑOS. MÉXICO (2011)	HOMBRES	MUJERES
Órganos genitales	18.4	24.1
Mama	1.9	29.6
Órganos digestivos	23.9	14.3
Tejido linfático y afines	18.7	11.0
Órganos respiratorios e intratorácicos	9.0	3.0
Otros tumores malignos	28.1	18.0
Total	100	100

Muertes por cada cien. FUENTE: Inegi, 2011.

Por desgracia, los factores de riesgo externos —sobrepeso, obesidad, sedentarismo, tabaquismo, alcoholismo, etcétera—, aunados a la falta de un sistema nacional de detección oportuna y tratamiento especializado integral, provocan que 52% de los casos se detecten en etapas tardías, cuando el tratamiento es más caro y menos accesible. Así, el pronóstico de sobrevivir es mínimo.

En México, al año se detectan 12 500 casos nuevos de cáncer de mama. Tan sólo en las instituciones del Sistema Nacional de Salud se detectan en promedio cincuenta nuevos casos cada día hábil. En el caso de los hospitales privados, no existen cifras confiables.

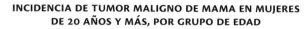

**INCIDENCIA DE TUMOR MALIGNO DE MAMA EN MUJERES
DE 20 AÑOS Y MÁS, POR GRUPO DE EDAD**

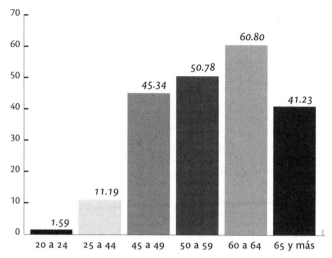

Por cada cien mil mujeres de cada grupo de edad. FUENTE: Inegi, 2011.

La tasa de mortalidad se incrementa de manera proporcional a la edad. Esto es, por cada muerte por cáncer de mama en el rango de edad de 25 a 49 años, en el grupo de los 50 años en adelante hay 2.5 fallecimientos. Por ello la edad es uno de los factores más importantes para el desarrollo de la enfermedad.

La edad promedio de mortandad por cáncer es de 58.8 años. Así, si la esperanza de vida de la mujer mexicana es de 74 años, con esta enfermedad se pierden poco más de 15 años de vida potencial (AVPP = años de vida potencialmente perdidos); si anualmente se registra la muerte de 4 745 mujeres, tenemos entonces 71 175 AVPP. Escalofriante cifra si tomamos en cuenta la repercusión en el ámbito familiar, social, laboral, cultural y económico que conlleva cada feminina pérdida.

Cada dos horas una mexicana se muere por cáncer de mama y cada hora se diagnostican a más de dos nuevos casos. No suficiente con ello, otra cifra preocupante es que menos de 20% de las mujeres mexicanas se ha realizado apenas una mamografía en toda su vida.

En México, en seis estados se concentran la mitad de las muertes por cáncer de mama: Distrito Federal, 13.4%; Estado de México, 12.4%; Jalisco, 8.2%; Veracruz, 6.4%; Nuevo León, 6%, y Guanajuato, 3.8%. Estas entidades tienen los centros hospitalarios de mayor nivel para la atención de cáncer de mama, pertenecientes al Sistema Nacional de Salud.

Es importante señalar que, a pesar del acelerado desarrollo en la tecnología médica, en nuestro país el cáncer de mama lo detecta la paciente misma en 80% de los casos, siendo la autoexploración el método más común. Lo lamentable es que suele hacerlos cuando el cáncer está ya en una etapa avanzada. Así, el contexto no es nada esperanzador: tumores grandes, gran retraso en el acceso a la atención en salud, falla en el diagnóstico oportuno y errores graves en el tratamiento, ya sea por la ignorancia que tenemos de la enfermedad tanto la población como los que nos dedicamos a la atención médica.

Un dato que es importante conocer: el cáncer de mama afecta a un varón por cada 100 mujeres enfermas. Esto es, aunque el porcentaje de hombres con cáncer de mama es bajísimo, no estamos exentos de padecerlo.

Además de la paciente, el cáncer de mama afecta todos los que se encuentran a su alrededor: la pareja, los padres, a los hijos, los hermanos, a los médicos y personal de salud, a la sociedad... Empobrece a la calidad de vida, ensombrece a la felicidad y tranquilidad. El cáncer de mama es responsabilidad de todos.

El factor herencia
y los grupos de riesgo

KARLA: *"Yo no sabía lo valiente que era hasta que no tuve otra opción. Todo comenzó en abril de 2008, cuando sospeché que mi hijo Carlos tenía leucemia: moretones, cansancio y falta de apetito; después de buscar información en internet, lo llevé al pediatra tres veces porque lo notaba ojeroso y delgado, pero no le detectó nada y, claro, la enfermedad avanzó muy rápido. Le hicieron estudios y efectivamente... se trababa de leucemia. Nos dieron un terrible pronóstico, lo desahuciaron y me indicaron que no lo sacara del hospital. Esos fueron los días más difíciles de mi vida. Incluso alguien llevó a un sacerdote para que le diera la bendición a Carlos... ¡no lo podía creer! No podía llorar ni pensar, aquello era la locura, tenía que buscar donadores de sangre y plaquetas, ¡teníamos que hacer algo! Aunque el hematólogo decía que no había esperanzas, Dios tenía otro plan para mi hijo. Recibí una llamada, y me sugirieron que me lo llevara a Culiacán, al Hospital Pediátrico. En contra del médico, nos lo llevamos. Llegamos ahí el 30 de abril, le volvieron a hacer estudios y confirmaron el diagnóstico. Fue entonces cuando empezó la lucha; aceptamos la quimioterapia y procedimientos que eran semanales. El tratamiento duraría entre dos y tres años. Íbamos y veníamos cada semana porque las sesiones eran ambulatorias. Le aplicaban dos quimios. Aprendí a valorar incluso el aire que respiraba. El tratamiento es muy agresivo y en cualquier momento se ponen mal, así que ni dormía ni comía, siempre con el miedo presente. Aprendí a vivir con el miedo. Mi hijo y yo nos aislamos por un año y tres meses. Fui su maestra, su enfermera, su amiga y su enemiga. Los meses pasaron y cada día él mejoraba. En 2011 terminó su tratamiento y ahora está en vigilancia, su revisión médica es cada cuatro meses. Pero cuando pensábamos que todo había pasado... le detectaron hepatitis b. Le hicieron biopsias y tratamiento por dos años, el cual terminó en octubre de 2013. Recién cumplió 13 años y apenas empieza a tener una vida normal. Carlos es mi maestro de vida, siempre tiene una sonrisa.*

Diciembre de 2011. Sentí molestias en mis senos, me toqué el izquierdo y palpé un bulto duro, inmediatamente me di cuenta que no era normal; lo raro es que yo me revisaba de manera regular y no lo había sentido. El miedo me invadió de nuevo, sabía que era algo malo. Al día siguiente fui a hacerme una mamografía, la primera de mi vida porque acababa de cumplir 40 años. Me confirmaron mis sospechas; busqué a mi médico y me realizó una biopsia, la mandó al patólogo y me confirmó que tenía ¡cáncer de mama! La verdad, sí me lo esperaba. Sentí miedo, coraje; lloré, me pregunté por qué a mí... pero recordé la valentía de mi hijo y volví a suplicarle a Dios una oportunidad."

Hablar de la herencia como factor para desarrollar cáncer es un tema que genera temor, sobre todo en las familias en las que se ha presentado un caso de cáncer.

Es común que, por la falta de información o sin fundamento científico, algunas personas estigmaticen la familia en la que alguien ha padecido cáncer. Por ejemplo, si la madre tuvo cáncer cervicouterino, a sus hijas se les infunde la creencia de que tienen una gran probabilidad de presentar ese cáncer, lo cual es un error porque se trata de una enfermedad maligna de transmisión sexual en el 99.9% de los casos.

Respecto al cáncer de mama, aproximadamente 20% de las pacientes tienen familiares de primer y segundo grados que han tenido la enfermedad. En estos casos se considera que se trata de una *presentación de tipo familiar*, que no tiene nada que ver con el *cáncer hereditario*.

El cáncer de mama hereditario ocupa apenas de 5 a 10% de los casos, de los cuales el 85% se debe más a los factores de tipo ambiental, los cuales son múltiples y variados: tabaquismo, alcoholismo, sobrepeso y obesidad, síndrome metabólico o de resistencia a la insulina, dieta excesiva en grasas animales saturadas, sedentarismo, radiaciones o radioterapia al tórax y exposición prolongada a la acción de los estrógenos u hormonas femeninas.

Uno de los cánceres hereditarios es el de mama-ovario. Se ha demostrado que se encuentra sobre todo en mujeres de la familia judía de los **Ashkenazi**. Ellas son portadoras de los genes que propician ese cáncer. Tienen un riesgo de hasta un 50% de desarrollar la enfermedad maligna. Dichos genes se conocen como BRCA 1 y BRCA 2, por sus siglas en inglés (**BR**east **CA**ncer = cáncer de mama). Las mujeres que portan alguno de ellos tienen estas posibilidades:

BRCA 1
Cáncer de mama de 65 a 85% lo desarrollarán

Cáncer de ovario de 39 a 44% lo desarrollarán

BRCA 2

Cáncer de mama de 45 a 80% lo desarrollarán

Cáncer de ovario de 11 a 27% lo desarrollarán

Además de portar alguno de esos genes, los factores por los cuales tales pacientes pueden sufrir cáncer de mama y ovario hereditario son:

- Antes de los 40 años:
  - Antecedentes heredofamiliares del mismo tipo de **neoplasia** (tumor) o una neoplasia relacionada (ovario, próstata, páncreas, pulmón), en dos o más familiares de primero o segundo grados.
  - Presencia de neoplasia **multifocal** o **bilateral**.
  - Presencia de dos o más tumores primarios (los que se desarrollan primeramente, no por metástasis) en la misma paciente.
  - Cáncer de mama a edad temprana y cáncer de ovario/trompas uterinas o **carcinomatosis peritoneal** en la misma rama familiar.
  - Pertenecer a grupos de alto riesgo, como la familia judía Ashkenazi.
  - Mujeres premenopáusicas con **tumor de mama triple negativo.**
  - En varones con cáncer de próstata a edad temprana (antes de los 45 años) y antecedente familiar de cáncer de mama (ya sea en mujeres o en varones).
  - Individuos que pertenezcan a familias con mutación en **genes de susceptibilidad.**

Las pacientes a quienes se les ha detectado alto riesgo de padecer o desarrollar cáncer hereditario serán canalizadas al Departamento de Genética del hospital, en donde se analizará toda la información familiar de su árbol genealógico. Si se confirma que posee alto riesgo, lo más seguro es que le hagan un estudio molecular para determinar el tipo de gen/síndrome del que se sospeche; tal estudio incluirá, si está vivo y disponible, al familiar que ya haya sido afectado por la enfermedad. Es de suma importancia que estas pacientes reciban una amplia y clara explicación de en qué consiste dicho estudio; de ser posible, lo mejor es que sea mediante una carta-consentimiento en la que se informe sobre los riesgos y los beneficios.

También resulta importante decir que estas pruebas moleculares no predicen cuándo ni qué órgano potencialmente se verá afectado con el cáncer. No sobra mencionar que se tendrá que escoger el laboratorio más adecuado para su realización, y así evitar los resultados falsos, no confiables o dudosos. Tales estudios no se encuentran disponibles ni están indicados para toda la población —como otros, de detección oportuna como el papanicolaou o la mamografía, por ejemplo—, ya que el costo es muy elevado y los beneficios para las mujeres de bajo riesgo son mínimos.

Los resultados del estudio molecular pueden ser de tres tipos:

- Positiva para una **mutación deletérea** o mortífera.
- Negativa
- Con identificación de variantes de significado incierto (vus)

Un resultado determinado como negativo no excluye la posibilidad de poseer otros genes mutados o modificados.

El personal encargado de realizar este tipo de estudios debe ser un grupo profesional multidisciplinario compuesto por oncólogos, psicooncólogos, trabajadoras sociales y genetistas, con el objetivo de brindar la información y apoyo emocional y psicológico a las pacientes, sobre todo a las que tengan un resultado de variantes de significado incierto (VUS), porque la incertidumbre que conlleva la indeterminación es complicada, por lo que debe mantenerse un estricto seguimiento, en espera de poseer más información sobre el impacto de la variante en la función del gen.

Un resultado positivo para los oncogenes BRCA 1 O BRCA 2 constituye evidencia de una alta susceptibilidad para padecer cáncer de mama y ovario, por lo que se modifica la elección del tratamiento, el seguimiento y las opciones de la reducción de riesgo. En tal caso, las pacientes deben seguir y vigilar con:

- Autoexploración mamaria mensual a partir de los 18 años.
- Examen clínico semestral o anual.
- Mamografía y resonancia magnética de mamas a partir de los 25 años.

Actualmente, la resonancia magnética mamaria es el estudio más recomendable en pacientes menores de 40 años.

Otras opciones de carácter preventivo para las pacientes confirmadas de portar estas mutaciones genéticas son:

- Quimioprevención: el uso de tamoxifeno vía oral, que es un medicamento que bloquea los receptores de los estrógenos.
- Mastectomía reductora de riesgo, que consiste en extirpar mediante cirugía 90% del tejido mamario, respetando la aréola-pezón y reconstruyendo el seno con implante.
- La combinación de mastectomía/ooforectomía-salpingectomía bilateral, que consiste en extirpar ambas mamas, los ovarios y las trompas de Falopio. Este procedimiento se lleva a cabo en mujeres cuidadosamente seleccionadas por el equipo multidisciplinario con base en el riesgo objetivo de desarrollar cáncer de mama, tomando en cuenta el deseo y la aprobación de la paciente, quien debe ser debidamente informada de manera detallada y con un excelente asesoramiento genético.

Hay que destacar que el estudio molecular no ofrece beneficios directos a la paciente, pero sí permite que la familia pueda tomar medidas para la reducción del riesgo. Así, como pudiste darte cuenta, el factor hereditario en el cáncer de mama es muy complejo y los casos son los menos.

Factores de riesgo para desarrollar cáncer de mama

Un factor de riesgo es todo aquello que aumenta las posibilidades de desarrollar cáncer de mama. Estos factores suelen llamarse *ambientales*. Se refieren a tus hábitos, costumbres o circunstancias: el peso, la actividad física, consumo de alcohol... Hay otros que no dependen de tu control: la edad, los antecedentes familiares y personales.

Enseguida enumeraremos algunos, y te darás cuenta de que es posible seguir ciertos pasos para reducir el riesgo, lo cual no significa que necesariamente se evitará el cáncer.

1. De tipo biológico:
   - Sexo femenino.
   - A mayor edad mayor riesgo.
   - Antecedente personal o familiar de cáncer de mama en madre, hijas o hermanas.
   - Vida menstrual durante más de 40 años; esto es, **menarca** antes de los 12 y **menopausia** después de los 52 años.
   - Mamas densas.
   - Portador de BRCA 1 O BRCA 2.
   - Biopsia mamaria previa con lesiones de alto riesgo.
2. Por tratamiento médico:
   - Haber estado expuesta a radiaciones dentro del vientre materno o en el crecimiento y desarrollo.
   - Radioterapia en el tórax.
3. De tipo de antecedentes reproductivos:
   - No haber tenido embarazos.

- Primer embarazo a término después de los 30 años de edad.
- Terapia hormonal en la perimenopausia o postmenopausia por más de cinco años.

4. Por estilo de vida:
   - Alimentación rica en carbohidratos y baja en fibra.
   - Dieta rica en grasas animales y ácidos grasos trans.
   - Obesidad, principalmente en la postmenopausia.
   - Sedentarismo.
   - Consumo de alcohol mayor de 15 g/día (una cerveza regular de 355 ml. equivale a 21 gramos de alcohol)
   - Tabaquismo.

La mama joven —en la pubertad y adolescencia, debido a los cambios celulares— es más sensible a las diversas sustancias no saludables: tabaco, alcohol, drogas, alimentos prefabricados instantáneos y abundantes en grasas trans. Si a ello se añade poca o nula actividad física, el sedentarismo, así como la falta de espacios recreativos y la promoción de la vida sana, las probabilidades de desarrollar años después cáncer de mama se incrementan.

Esas son algunas de las razones por las que la incidencia de enfermedades hayan ido en aumento en las tres últimas décadas. Así, cabe esperar que tales enfermedades se presenten cada vez más en mujeres más jóvenes y con peor pronóstico. Sin duda, ello traerá grandes repercusiones en nuestra sociedad.

Ahora te daremos algunas conductas favorables para la salud. Si las aplicas reducirás hasta 30% la probabilidad de padecer cáncer de mama:

- Dieta rica en frutas, verduras; baja en grasas animales.
- La práctica diaria de ejercicio físico moderado.
- Consumir ácido fólico.
- Embarazo a término antes de los 30 años.
- Amamantar al bebé.
- Mantener un peso corporal adecuado.

En nosotros está la posibilidad de mejorar la calidad de vida, de evitarle a nuestros hijos la alta probabilidad de esta enfermedad, de no caer en gastos catastróficos que expongan la seguridad de la economía familiar e institucional y de mejorar el desarrollo armónico de la sociedad en la que nos desenvolvemos.

La lesión maligna

IRMA: "*Todo empezó cuando, explorándome, en mi seno derecho sentí una bolita. Hacía apenas seis meses que me había realizado tanto una mastografía como un ultrasonido, y supuestamente todo estaba bien. Al día siguiente de haber detectado la bolita, fui a tomarme otra mamografía, sin ordenármela ningún doctor. La radióloga inmediatamente me mandó hacer una punción; fue algo muy doloroso. Le mandó al patólogo y el resultado fue negativo, pero no me quedé conforme y acudí a consulta con mi ginecólogo. Trató de examinarme pero estaba muy inflamada por la punción, así que me prescribió algunos medicamentos y me dijo que regresara unos días después.*

Al volver, me examinó y concluyó que había que quitar la bolita con una operación. Me mandó hacer los estudios preoperatorios, y al regresar habló conmigo; me dijo que probablemente era cáncer. Me explicó cómo sería la operación: se quitaría el tumor e inmediatamente se analizaría y, si se confirmaba lo que se sospechaba, abriría la axila para extirpar ganglios. En esos momentos me invadió el miedo, salí del consultorio llorando con una sensación de pánico horrible, pero tenía la esperanza de que todo saliera bien."

En nuestro país, 80% de los tumores mamarios son detectados por palpación de la misma paciente. De ellos, 65% de los malignos o con cáncer de mama son diagnosticados en etapas avanzadas. Muchas veces se trata de tumores de grandes dimensiones —mayores a cinco centímetros—, con afectación a la piel, la areola y pezón, frecuentemente inoperables, por lo que deben ser tratadas con medicamentos anticáncer para primeramente ser disminuidos de volumen y después hacer la cirugía, pero el pronóstico empeora conforme la etapa avanza.

También es cierto que la autoexploración mamaria mensual no es el método ideal para detectar oportunamente un cáncer de mama, porque su eficiencia depende de lo informada y constante que sea la usuaria y de que sus senos no tengan una gran densidad porque eso impide una adecuada palpación. Sin embargo, en países como el nuestro, donde el acceso a la tecnología de punta en imagen —un buen aparato de mastografías o un ultrasonido de alta definición— y el personal capacitado para su realización son limitados y, además, la cobertura sanitaria en todo el territorio es imposible, la práctica consciente y rutinaria del autoexamen de los senos mediante palpación nos ayuda a cubrir en parte esa deficiencia.

Todas las mujeres, de todas las edades, deben autoexplorarse las mamas mensualmente, sin distinción.

La autoexploración mamaria debe realizarse mensualmente, siempre después de 5 a 7 días de haber menstruado, desnuda del torso.

1. Ponte de pie frente a un espejo con los brazos a los lados y las manos apoyadas en la cintura.

2. Observa detalladamente la forma y detalles de ambas mamas: la superficie de la piel, la areola y el pezón. Intenta observar si notas algún bulto o prominencia, un hundimiento o retracción, si hay diferencia en el color entre un seno y otro, si apareció una lesión detectable a simple vista.

3. Ahora inclínate levemente al frente y a los lados para provocar distensión del seno; observa si se marca algo diferente.

4. Busca un lugar cómodo y recuéstate boca arriba. Coloca un brazo por detrás de la cabeza, en la nuca, para ser precisos. Con la mano opuesta, con la palma y los dedos extendidos, tócate el seno del brazo que tienes extendido. Lleva tu mano hasta el límite externo, cerca de la axila.

5. Con los dedos índice y medio, discretamente separados, haz movimientos circulares a la vez que oprimes suave pero firmemente. Sin dejar de hacer círculos, recorre todo el seno.

6. Repite esto mismo con el otro seno.

7. Ahora con tu mano derecha, coloca el pezón del seno izquierdo entre tus dedos índice y medio. Aprieta un poco y observa si no sale algún tipo de líquido.

8. Haz lo mismo con la mano izquierda y el seno derecho.

Es común que brote líquido del pezón, ya sea transparente, blanco, amarillento o incluso verde oscuro. Eso es normal; cuando este líquido es de color rojizo o con sangre, debes

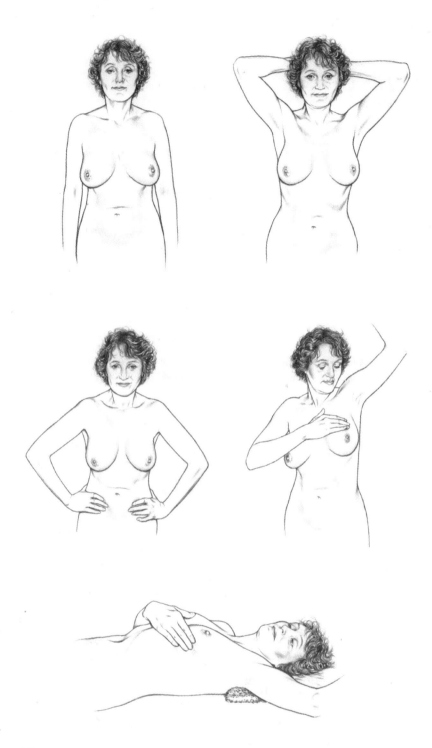

acudir con un médico, quien te canalizará con el patólogo para determinar si puede denotar enfermedad.

Toda mujer tiene la obligación de conocerse detalladamente, de reconocer las características de su cuerpo. En el caso de las mamas, ambos lados son discretamente parecidos; en algunas mujeres hay diferencias muy marcadas entre una y otra mama: ya sea el tamaño, el volumen, la forma o la orientación —una puede orientarse al frente y la opuesta un poco hacia afuera, una al centro y la otra hacia abajo—. Esos detalles son comunes y normales si siempre ha sido así. Si esos cambios aparecen, deberá acudir al médico.

ANABELL: *"Una noche, al realizarme la autoexploración, sentí una minúscula bolita en mi seno derecho. Lo palpé insistentemente ya que no se percibía con facilidad —por supuesto que quería pensar que era irreal—. Me paré frente al espejo para revisar ambos senos minuciosamente: a simple vista no se notaba nada extraño o diferente. Tomo mi agenda y veo que en 11 días tendría la cita para la revisión anual con el ginecólogo; en ese momento decidí que llegaría con mamografía en mano. Me fui a dormir con toda la tranquilidad del mundo. Así pasaron días más..."*

Los estudios de imagen

MARCELA: "*En 2001 comencé un largo recorrido a partir de que mi médico me envió a revisión con un oncólogo tras revisar los resultados de la mamografía que me realizaron días antes. Visité a dos especialistas en el Distrito Federal. El primero, con toda la frialdad del mundo, me dijo que estaba en etapa cuatro y que me quedaban pocos meses de vida; me explicó que me tenía que operar y me hizo un presupuesto. Yo quedé en shock, ni siquiera pude seguir escuchando lo que me decía. A los dos días me recomendaron con el oncólogo del Centro Médico Nacional. Fui a verlo un domingo, y después de largas horas de espera, me hizo el favor de recibirme y me dijo que tenía fibrosis quística, que no había de qué preocuparse y que solo tenía que estar en constante revisión. Eso a final de cuentas era lo que quería y necesitaba escuchar. Su trato fue diferente, más comprensivo. Me regresé tranquila al lugar donde radico. Mi vida continuaba en mi correr diario, pero de cierta forma estaba en mi zona de confort.*

Un mes después sentí una protuberancia en el seno izquierdo que no me gustó, era como si fuera un gran piquete de mosco pero se sentía duro. De inmediato consulté a mi ginecólogo, quien me recomendó visitar a un buen oncólogo que radicaba en la misma ciudad."

La mastografía

Hoy por hoy, es el estudio que ha demostrado haber disminuido la mortalidad por cáncer de mama en 30% en las mujeres que se han efectuado su mamografía de manera regular, porque ha permitido diagnósticos tempranos.

Hay dos tipos de mastografía:

1. De **tamizaje** o escrutinio:
   - Anualmente para mujeres mayores de 40 años.
   - Debe incluir dos proyecciones para cada mama.
   - El resultado se reporta con la clasificación de BIRADS, que se explicará más adelante.
2. Diagnóstica:
   - Se efectúa en caso de una mamografía de tamizaje anormal.
   - En antecedente personal de cáncer mamario.
   - En masa o tumor palpable.
   - En caso de secreción sanguinolenta por el pezón.
   - En cambios en la piel del pezón o la areola.
   - En mamas densas.
   - Con densidad asimétrica de la mama contralateral.
   - Distorsión en la arquitectura del tejido mamario.
   - En microcalcificaciones sospechosas.
   - **Ectasia** ductal o retracción asimétrica del pezón.

La mastografía diagnóstica debe incluir las dos proyecciones convencionales: la céfalo-caudal (CC), que es la toma de arriba abajo, y la mediolateral oblícua (MLO), que es la de lado o de perfil. Además, con ella también se pueden realizar proyecciones adicionales para casos específicos: el ultrasonido mamario complementario de alta resolución y la resonancia magnética nuclear de la mama.

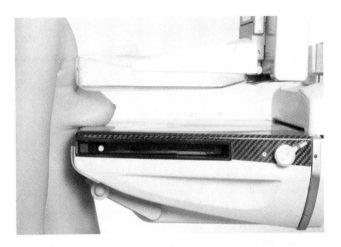

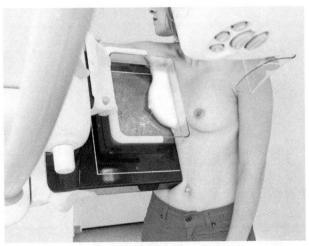

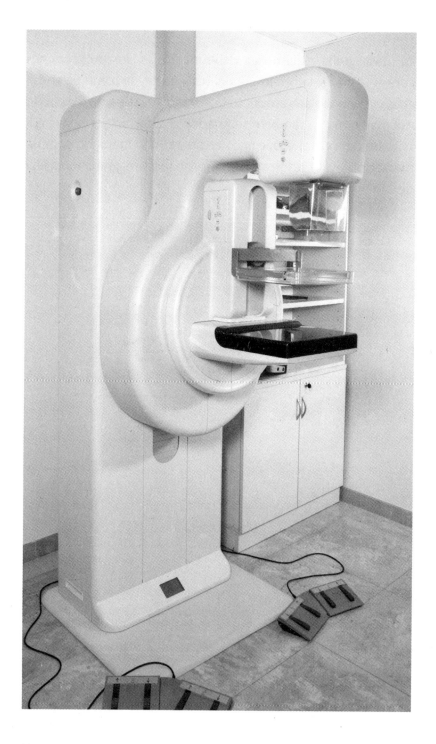

Las siguientes son indicaciones específicas para realizar una mastografía:

- Mujer joven si existe sospecha clínica de cáncer mamario, independientemente de su edad.
- Mujer mayor de 40 años programada para cirugía estética de la glándula mamaria.
- Antes del inicio de la terapia hormonal de reemplazo.
- Familiar de primer grado con diagnóstico de cáncer mamario, mastografía anual iniciando a los 30 años, o 10 años antes de la edad del familiar más joven con cáncer. Nunca antes de los 25 años.
- Riesgo elevado para cáncer de mama (antecedentes familiares en línea directa: BRCA 1, BRCA 2).
- Antecedentes de biopsia mamaria y reportes histológicos de neoplasia lobular *in situ*, hiperplasia lobular o ductal con atipia, carcinoma ductal *in situ* o cáncer de ovario.

El mastógrafo

Es el aparato de rayos x especial para la visualización radiológica de la mama; sólo se utiliza para ello. No es un aparato agresivo, pues emite una baja dosis de radiación y cumple con un estricto control de calidad para garantizar una buena resolución de imagen.

El personal técnico que efectúa los estudios es, sobre todo, femenino, para la confianza y tranquilidad de las pacientes, ya que algunas tienen cierto pudor. Dicho personal cuenta con la capacitación necesaria y el conocimiento en el control de calidad de las imágenes y protección radiológica.

Lo común es que el médico radiólogo que interpreta las imágenes esté certificado por el Consejo Mexicano de Radiología e Imagen (CMRI) y cuente con la calificación adicional en mama por el mismo Consejo.

Existen dos tipos de mastógrafos:

- Convencional: análogo. La toma de imágenes se realiza con el sistema de lente-película y requiere un equipo de revelado automático para mastografía.
- Digital: por medio de detectores integrados al propio mastógrafo (digital) o detectores externos (digitalizada). La impresión se realiza con un equipo láser de alta resolución.

La mastografía digital incrementa la detección de cáncer de mama en aquellas mujeres con mamas densas, a diferencia del sistema análogo o convencional. También es conveniente en mujeres premenopáusicas y perimenopáusicas porque permite una mejor visualización en la detección, caracterización y extensión de las **microcalcificaciones**.

El digital, gracias a que cuenta con monitores de alta resolución, permite que la adquisición, el procesamiento y la visualización de la imagen sean procesos independientes, con lo cual se reduce el porcentaje de repeticiones de la toma, por el alto control de calidad de la imagen. Así, las sesiones son más cortas, más productivas y con menos dosis de radiación.

Una ventaja más de la mastografía digital es la capacidad de aplicaciones avanzadas, tales como la telemastografía (enviar las imágenes por internet a centros especializados para su interpretación), la sustracción digital con medio de contraste y la tomosíntesis, que consiste en una serie de cortes efectuados en diferentes ángulos de la glándula mamaria para la obtención de una imagen tridimensional (mastografía en tercera dimensión); esta técnica resulta más útil en mama densa, ya que evita la superposición de capas y delimita mejor los bordes de una lesión; en otras palabras, disminuye el riesgo de dar falsos positivos y de biopsias innecesarias.

El ultrasonido mamario

Se trata de un estudio **no invasivo**, que no emite radiación a la glándula mamaria. Resulta una herramienta valiosa que complementa a la mastografía, pero que no es útil como estudio único para la búsqueda de cáncer mamario, por lo que no sustituye al estudio mastográfico.

Para este ultrasonido se requieren equipos de alta resolución, así como experiencia y conocimiento en la evaluación anatómica de la glándula mamaria por parte del personal que realiza el estudio.

Condiciones para aplicar el ultrasonido mamario

- Mujeres menores de 35 años con signos o síntomas de patología mamaria (dolor, nódulo o masa palpable, secreción por el pezón, retracción de la piel o la areola-pezón, enrojecimiento de la piel, etcétera).
- Mujeres menores de 35 años y aquellas con sospecha de cáncer que estén embarazadas o en periodo de lactancia.
- Mama densa.
- Verificación de una tumoración visible en la mastografía para determinar si es sólida o líquida.
- Visualizar los implantes mamarios y sus complicaciones.
- Valoración de lesiones palpables pero no visibles en la mastografía.
- Estudiar casos infecciosos (mastitis, abscesos, etcétera) para darle seguimiento.
- Lesiones sospechosas en la mastografía, o si ya se detectó el tumor cancerígeno primario, para descartar metástasis.
- Como guía para aplicar procedimientos invasivos: aspiración de quistes, drenaje de abscesos, biopsias con aguja fina en ganglios o con aguja de corte en lesiones sospechosas, etcétera.
- Uso de la elastografía, que es una técnica auxiliar para evaluar la dureza o consistencia de los tumores.
- Uso del eco-Doppler, que es una especie de ultrasonido que sirve para evaluar el trayecto y velocidad de la sangre.

NORMA: *"Todo empezó el 22 de enero de 2013, cuando me realicé una mamografía y un ultrasonido mamario; este último mostraba "algo sospechoso", según palabras de la doctora que me atendió. Desde ese momento supe que algo andaba mal, ya que dos meses antes empecé a sentir en mi seno derecho unos piquetes antes de mi periodo menstrual, lo cual era algo extraño para mí, pero a la vez pensé que era uno de los muchos síntomas que tenemos las mujeres antes de menstruar.*

Ya con mi estudio en la mano y con mucho temor, el 1 de febrero visité a mi gineco-oncólogo, quien sería la persona indicada para despejar dicha sospecha. En efecto, las noticias fueron malas."

La resonancia magnética nuclear

Es otra herramienta de diagnóstico por imagen que, al igual que el ultrasonido, no emite radiación. Funciona por magnetismo y puede ser utilizado en mujeres embarazadas. Es un método complementario a la mastografía y al ultrasonido. Proporciona información en cuanto a la forma, superficie y volumen de la glándula mamaria. Para su correcto funcionamiento es necesario suministrarle a la paciente una inyección intravenosa de una sustancia llamada gadolinio.

La sensibilidad de este método es del 85-100%, pero es poco efectivo para tumores menores a 3 mm. Por ello se considera como un estudio que complementa pero no suple ni a la mastografía ni al ultrasonido. Un factor a tomar en cuenta es que su costo es alto.

Se utiliza para:

- Establecer la etapa del tumor; si es uno o más, o el tumor se extiende a otro sitio de la mama, si existe en el lado contrario y visualizar la axila.
- Valorar el estado de la paciente después de retirar por cirugía un tumor primario, ver si el tumor ha regresado o cómo responde al tratamiento; para buscar algún tumor oculto con sospecha de cáncer mamario o mamas densas.
- Corroborar que los implantes mamarios estén íntegros y sin complicaciones.

La mastografía con emisión de positrones

En el mundo médico es mejor conocida como PEM (por sus siglas en inglés: *positron emission mammography*). Es una nueva herramienta para diagnosticar cáncer de mama; un estudio nuclear que combina la tomografía computada con medicina nuclear en una misma imagen, lo cual permite observar en forma simultánea la forma y la función del tejido mamario.

En este estudio, a las pacientes se les inyecta vía intravenosa una sustancia basada en glucosa, la cual se adhiere sólo a los tejidos cancerosos por su necesidad de alimentarse de manera anormalmente aumentada de glucosa; con ello es posible detectar tumores menores a 2 mm.

También se trata de un estudio de alto costo y poco accesible, pues en nuestro país existen unos cuantos aparatos que utilizan esta tecnología tan avanzada. El Instituto Nacional de Cancerología cuenta con uno.

La clasificacón de BIRADS[2]

BIRADS es una escala que el radiólogo observa y lo interpreta para el médico clínico que ha solicitado un estudio por imagen. Esta herramienta radiológica fue elaborada y aceptada internacionalmente por el Colegio Americano de Radiología (American College of Radiology) y se utiliza en mamografía, ultrasonido, resonancia magnética y por emisión de positrones.

En el reporte de cada estudio por imagen, además de relatar y describir los tejidos y componentes observados, el radiólogo anotará alguna de las siguientes calificaciones y recomendaciones:

- BIRADS **categoría o**: imagen insuficiente para diagnóstico, existe 13% de malignidad; requiere imágenes adicionales o complementar con ultrasonido u otro método de imagen.
- BIRADS **categoría 1**: estudio negativo, ningún hallazgo por reportar; se indica mastografía anual.
- BIRADS **categoría 2**: hallazgos benignos; mastografía anual de control.
- BIRADS **categoría 3**: hallazgos probablemente benignos, existe menos del 2% de malignidad; requiere seguimiento por imagen del lado con duda a los 6 meses por 2 o 3 años.
- BIRADS **categoría 4**: hallazgos de sospecha de malignidad y se subdivide así: 4a-baja sospecha, 4b-sospecha intermedia y 4c-hallazgos moderados

2 BIRADS: Breast Imaging Reporting and Data Systems

de sospecha de malignidad, pero no clásicos; todos requieren biopsia para establecer diagnóstico cierto.

- BIRADS **categoría 5**: clásicamente maligno; requiere biopsia diagnóstica y planear tratamiento posterior inmediato.
- BIRADS **categoría 6**: con diagnóstico previo de malignidad y en espera de tratamiento definitivo.

Esta clasificación nos ayuda a comprender los estudios por imagen y la interpretación que hace el experto médico radiólogo, los cuales deben ser evaluados tanto por el médico tratante como por el oncólogo —si hay sospecha de malignidad—, para planear el manejo y tratamiento especializados.

Hay que tener en cuenta que sea cual sea el resultado del BIRADS, *no* implica la necesidad urgente de tratamiento invasivo —biopsia o cirugía—, sino que éste debe ser decidido tras ser valorado por personal médico calificado en el manejo de tumores de sospecha o definitivamente malignos.

La confirmación de cáncer

ANABELL: *"Llega la fecha de mi cita, entro al consultorio sin sentir preocupación alguna, pienso que de seguro es algo sin importancia, pero ¡¡¡no es así!!! Mi doctor, al observar la mamografía, me pide que pasemos inmediatamente a la exploración física. De sus labios surge: 'Necesitamos hacer una biopsia'. ¡Cataplum! Primer golpe: inicia la batalla. Salgo con la muestra en mis manos directamente al patólogo, con la instrucción de llamar a mi médico para concertar una cita en cuanto tenga los resultados. El tiempo transcurre lento, denso, pesado; intento alejar los zopilotes de mi cabeza, sigo mi vida normal en espera de la noticia.*

Sábado por la mañana. Llego al consultorio de mi doctor con la respuesta en la mano. Él ya tenía una copia sobre su escritorio —mi sobre jamás se abrió—. Lo que no quería escuchar, sale de su boca. ¿Qué sentí? Ni idea tengo; todo y nada, sin duda alguna el momento más fuerte y caótico de mi vida, ese momento que dura un segundo pero sientes que es una eternidad, ves blanco, negro, todos los colores intermedios, te da frío, calor, te sientes fuerte y débil, todo a la vez. Inexplicablemente, muy dentro de mí escucho: 'todo estará bien; no te preocupes'.

Tomo la mano de Dios y no la suelto... Mientras me doy cuenta de que mis ojos están llenos de lágrimas, le pregunto a mi doctor: '¿qué hay que hacer?, porque pura madre que me dejo vencer'. Él responde: '¡eso!, ya decidiste estar bien'. A partir de ese momento, la aventura inició."

Si en una mastografía, ultrasonido o resonancia magnética hay un hallazgo sospechoso de malignidad, calificado por el radiólogo como BIRADS 4 o 5 —incluso si la mujer no presenta síntomas y aunque el examen físico de sus senos sea normal—, obliga a confirmar mediante el estudio del tejido a través de una biopsia.

Actualmente se cuenta con la tecnología para realizar biopsias sin tener que hacer una herida con el bisturí. Mediante aparatos especiales, consiste en la inserción de una aguja gruesa de corte que penetra directamente sobre el área de sospecha; la aguja extrae pequeñas porciones de tejido en forma de tubos cilíndricos, con las cuales se analiza y diagnostica con suma certeza. Este proceso es un poco doloroso pero rápido.

En el caso de lesiones palpables, bien localizadas, se opta por este método en consultorio. Para ello, se infiltra un poco de anestesia local en la piel por donde penetrará la aguja, haciendo un pequeño corte con la punta de un bisturí. Las muestras cilíndricas se sumergen en **formol** para el envío al patólogo.

De acuerdo con el Consenso Mexicano sobre el Diagnóstico y Tratamiento del Cáncer de Mama, 2013, los criterios para elección de biopsia son:

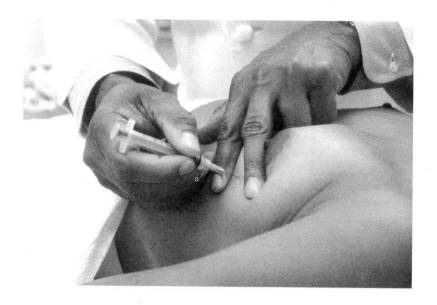

- **BAAF O PAAF** (biopsia o punción por aspiración con aguja fina) para quistes y ganglios de la axila. Es un método rápido y fácil de realizar con mínimas complicaciones, no deja cicatriz. Requiere de experiencia en la toma y en la interpretación de la muestra. En tumores sólidos la muestra puede ser no representativa.
- **Con aguja de corte** para lesiones sólidas. Permite establecer diagnósticos mediante el análisis de tejido y deja mínima cicatriz. Amerita realizar múltiples inserciones para tomar más de una muestra.
- **Corte automático con aspiración** para microcalcificaciones sospechosas; requiere incisión en la piel; se toman muestras de mayores dimensiones y deja mínima cicatriz; es muy limitada en lesiones superficiales o cercanas al tórax, así como en mamas pequeñas.

- **Biopsia quirúrgica** para lesiones que no pueden ser diagnosticadas a través de la piel o si son múltiples; es el método diagnóstico cercano al 100% de certeza y requiere de anestesia general. Es de alto costo y deja mayor cicatriz.

En cualesquiera de los casos, la decisión sobre qué tipo de método se usará debe ser determinada por tres factores: 1) lo que aprecia el médico, 2) la imagen de la lesión y 3) el resultado de la muestra dado por el patólogo. En todos los casos, debe haber un seguimiento a los seis meses posteriores al evento.

TEODORA: *"El 22 de febrero de 2010 me hicieron una biopsia de una bolita que tenía en el seno derecho, pero no fue suficientemente clara para ver qué clase de tumor tenía.*

En marzo, el médico programó mi cirugía para extirpar el tumor y mandarlo analizar con el patólogo; durante esos días viví con la incertidumbre y el temor de tener cáncer. A los días de haber recibido los resultados, el doctor me habló a la casa para decirme que quería hablar conmigo, que fuera al consultorio. Cuando colgué, me dominó el terror, el pavor, sentimientos que me sacaron de mi lugar porque presentí algo malo. Oré a Dios para que me diera fuerza para enfrentar lo que viniera.

Al día siguiente fuimos al consultorio mi mamá y yo. Sí, efectivamente el doctor me confirmó el temor que tuve un día antes: 'Teo, tienes cáncer'. Hoy, todavía me asombra que esas palabras no me atemorizaron, ya no tenía miedo. En ese momento lo que quería era salir adelante, ganarle a la enfermedad, enfrentarla. Ya no entró en mi cabeza la palabra cáncer."

El estudio histopatológico

Algo debe quedar muy claro: el patólogo es quien tiene la última palabra en el diagnóstico de cáncer de mama. Ni lo que el especialista y la paciente palpan, ni lo que el radiológo comenta en su reporte de imagen, ni la "experiencia" de algún médico —por muy renombrado que sea— pueden ni deben confirmar la sospecha de cáncer.

Hoy por hoy, el estudio del tejido retirado del paciente —técnicamente llamado diagnóstico histopatológico— es el mejor método para la confirmación final respecto al cáncer de mama. No son válidas las múltiples expresiones que sin fundamento hacemos algunos médicos, tales como:

- "No me gusta lo que veo o toco en tu seno" (para el médico nada debe conllevar *placer* o *gusto*, sino el juicio razonado con fundamento científico y no con percepciones personales).
- "Me parece que es un cáncer" (el *parecer* está muy lejano de la certeza y es una expresión que deja una gran duda que no hace más que perturbar el pensamiento y lastimar el sentimiento de la paciente).
- "Yo *creo* que no es normal y si fueras mi familiar te recomendaba operarte a la brevedad" (la medicina no se basa en la *creencia* o *fe*, sino que se cimenta en el pensamiento claro y sin tendencias

de ningún tipo, además que la familia propia no pertenece al área del trabajo médico).

- "Te quedan 3 meses de vida" (¡qué tal los médicos que predicen un pronóstico de vida! Que quede claro: el médico no tiene la autoridad moral ni científica para confirmar un plazo de muerte).

Si tu médico pronuncia algo semejante a lo expuesto, te recomiendo que lo aclares de inmediato con él, y si insiste, tal vez lo mejor para ti es buscar otro especialista.

El reporte que entrega el patólogo al médico tratante y a la paciente debe contener claramente estos datos, de manera obligada:

1. Tipo de procedimiento realizado y área anatómica.
2. Hallazgos macroscópicos, tamaño del tumor en sus tres dimensiones, tipos de bordes infiltrantes o invasores, no infiltrantes o no invasores, distancia del tumor con los límites de la biopsia.
3. Tipo histológico o determinación de su origen en el tejido mamario.
4. Grado histológico I, II o III, que determinan su agresividad en cuanto a su forma y reproducción de sus células malignas.

Al confirmar cáncer de mama y decidir el procedimiento a seguir, el tumor debe ser analizado en su área más representativa mediante una inmunohistoquímica, que es una técnica que se usa para identificar moléculas específicas y por ello sirve para detectar los llamados **Receptores Estrógeno** (RE) y **Receptores Progesterona** (RPg), así como la HER-2, que es una proteína cancerosa.

Eso es importante saberlo porque si el médico afirma que en la inmunohistoquímica los receptores a estrógeno y progesterona son *positivos*, entonces el tumor tiene menor agresividad, y entonces existe la posibilidad de tratarlo con medicamentos, lo que le otorga a la paciente más posibilidades y armas para combatirlo.

De forma similar, si se determina como *positivo* la HER-2, entonces el tratamiento del cáncer se alargará porque será con quimioterapia y con medicamentos especiales.

Cáncer de mama triple negativo

Este tipo de tumor se denomina así porque se presenta como *negativo* a los Receptores Estrógeno, a los Receptores Progesterona y a la HER-2. El triple negativo significa que se trata de un cáncer con un comportamiento más agresivo y con mayor posibilidad de hacer metástasis —lo cual, como recordarás, significa que aparecen tumores en otros sitios del cuerpo.

Los estudios señalan que 30% de los casos en este tipo de cáncer está relacionado con el Síndrome Hereditario de Cáncer de Mama-Ovario. Su tratamiento con medicamentos anticáncer o quimioterapia oncológica son mucho más agresivos. Afortunadamente no es el tipo de cáncer mamario más frecuente. Comúnmente se presenta en mujeres muy jóvenes: menores de 30 años, y la tercera parte de ellas suele tener familiares de primer grado que han presentado cáncer de mama o de ovario.

Primeros pasos

Si se tratase de un tumor benigno de la mama, el médico deberá tratarla específicamente: por ejemplo, drenará el contenido líquido de un quiste, o decidirá si la presencia de un tumor sólido sólo amerita una vigilancia periódica cada 6 meses o anual, o si es necesario retirarlo mediante cirugía.

Sea cual sea el tipo de tumor que se presente, es obligación del médico tratar correctamente a cada paciente; tiene que escucharla cuando describa cómo y cuándo se dio cuenta del tumor, cuáles son las sensaciones en cuanto dolor, presión o tensión le cause y, sobre todo, aliviar su temor. Se debe realizar una revisión médica adecuada y respetuosa en ambas mamas, en los huecos de las axilas, en el área de las clavículas y el cuello, mediante palpación con ambas manos, con movimientos suaves pero firmes, para buscar el tumor, determinar su tamaño, consistencia, si está libre y móvil o fijo, si toma o invade la piel, la areola y el pezón; además, se deberán explorar los ganglios palpables para determinar sus características.

Hay que determinar el tipo de tumor, la etapa en la que se encuentra, las opciones de tratamiento inicial y preguntar si la paciente es derechohabiente de una institución de salud que la proteja y cubra su tratamiento completo, porque el tratamiento en una institución privada es costoso, además de que muchas veces no es accesible en cualquier localidad del país, por lo cual deben trasladarse a centros especializados en otros estados para las terapias.

El cáncer mamario siempre debe ser tratado por un profesional: oncólogo ginecólogo o quirúrgico. Además, el equipo multidisciplinario debe contar con un oncólogo médico, un radioterapeuta —para la terapia mediante radiaciones—, un patólogo especialista en tumores de la mama, una enfermera oncológica y, de ser posible, un psicólogo oncólogo para el manejo de la parte emocional de la paciente y su familia. Como se ve, es imposible que un solo médico especialista resuelva un caso de cáncer mamario; debe apoyarse en un equipo como el descrito.

Es importante que tanto la paciente como su familia entiendan y acepten que en ningún caso se trata de una emergencia —a menos que en ese momento esté en peligro la vida de la paciente de manera inminente—, porque todo caso no avanzado da el tiempo suficiente de planear todo el manejo en beneficio de la paciente y su seguridad económica. Por ello la importancia de la autoexploración y las revisiones periódicas.

ANABELL: *"Por supuesto que, ante lo desconocido, yo quería hacer todo ya. Mi doctor sabiamente me pidió que tomara una semana para organizar mi vida, avisar en el trabajo, reorganizar mis planes, echarle un ojo a mis finanzas y lo más complicado y doloroso de todo esto: compartir la noticia con mi familia, mis más grandes amores. Inmenso fue el dolor de sentir su dolor, tan inmenso como es mi gratitud por su compañía, por su entrega, por hacer girar su vida en torno a mí durante los meses que duró el tratamiento, por regalarme ese preciado* tiempo con todo el amor que siempre hemos compartido y que a cada instante de nuestras vidas nos hemos demostrado. Estoy muy agradecida por esta familia tan unida, tan fuerte; cierto: jamás perfecta, pero el mejor regalo que Diosito me dio al nacer."

Marcela: "Al llegar con el oncólogo ginecólogo, analizó mis estudios, me explicó qué podía ser, me revisó y realizó una biopsia, la cual llevé al laboratorio de inmediato. Afortunadamente conocía a la patóloga, quien me entregó los resultados en el menor tiempo posible a pesar de lo tarde que era. Al día siguiente me dio la mala noticia de que se trataba de cáncer de mama. En ese momento pensé que no fue el modo ni el lugar correcto para dar una noticia de tal magnitud porque sentí como si me hubieran echado un balde de agua helada. Ahora sé que para ello nunca hay modo ni lugar correctos.

Ese mismo día, en cuanto dejé a mis niñas en la escuela, mi esposo me acompañó a ver al oncólogo, quien con toda la paciencia del mundo me explicó qué tipo de cáncer tenía y cuál era el procedimiento a seguir. Me comentó los pros y los contras de la cirugía y me dijo que, hasta el momento de operar, decidiría si me hacía mastectomía radical. Esto último me resultaba horrible porque no podía imaginar mi cuerpo sin un seno.

La cirugía, debido a que se llevaría a cabo en el IMSS, tendría que ser tres meses más tarde, pero el doctor me explicó que en mi caso era posible esperar, por supuesto monitoreando durante este tiempo el avance de la enfermedad."

Las etapas del cáncer de mama

Por etapa debe entenderse la fase en el desarrollo de un proceso. En el caso de un tumor canceroso, ya hemos hablado de sus etapas generales: es una enfermedad grave causada por la multiplicación anormal de las células que forman tal tumor, que crece y aumenta con el paso del tiempo, que invade al tejido sano que la rodea y que tiene la facultad de migrar a otros órganos del cuerpo humano, lo cual provoca el nacimiento de nuevos tumores fuera del sitio donde se originó: metástasis. Por ello debemos identificar la etapa en la que se encuentra al momento de diagnosticarlo y durante el curso de su tratamiento.

Clasificar las diversas etapas de un cáncer de mama determinan el tratamiento, y dicta la norma inicial. Esto es, si primero debe realizarse la cirugía y el tipo de técnica que se utilizará; o en las etapas avanzadas si primero se aplica la quimioterapia para reducir un tumor voluminoso o altamente invasivo y después practicar la cirugía, etcétera.

La clasificación aceptada y utilizada en el mundo actualmente es la TNM y su última modificación fue hecha en

2010. Básicamente toma como parámetro la extensión anatómica del tumor.

La clasificación TNM

Toma en cuenta tres factores o parámetros.

T = Tumor. Se le toma el tamaño o volumen, la extensión y lesión a tejidos que lo rodean.

N = *Node* (ganglio en inglés). Toma en cuenta el número
de ganglios afectados, en los 5 niveles que le corresponden a la
región de la mama, si enferman a un solo seno o ambos, y si se
encuentran fijos o móviles.

M = Metástasis (presencia del tumor en otro sitio dis-
tante de donde se originó).

La valoración de estos tres puntos más su calificación y
la relación que guardan entre sí, hacen 5 etapas o estadios: 0,
I, II, III y IV; a su vez, las etapas I y II se subdividen en A y B, y la
III en A, B y C.

Etapa 0

Tis, N0, M0.

Eso significa que el tumor es *in situ*, que no ha invadido
la membrana basal del conducto mamario o del lobulillo donde
se ha originado; en términos simples, no hay invasión. No hay
ganglio afectado en la región de la mama ni fuera de ella.

Etapa I

El tumor mide menos de 20 mm en su mayor dimensión.

IA = T1, N0, M0: tumor menor de 20 mm sin afectación
a ganglios ni metástasis.

IB = T0, N1 mi, M0: sin prueba de tumor primario mamario, con afectación microscópica (menor de 1 mm) en uno a tres ganglios, sin metástasis.

Etapa II

El tumor mide más de 20 y menos de 50 mm en su mayor dimensión.

IIA: T0, N1, M0: sin prueba de tumor primario mamario, con afectación en uno a tres ganglios, sin metástasis.

IIA: T1, N1, M0: tumor menor de 20 mm, con afección de uno a tres ganglios (menor de 1 mm), sin metástasis.

IIA: T2, N0, M0: tumor de 20 a 50 mm, sin afección de ganglios, sin metástasis.

IIB: T2, N1, M0: tumor mayor a 20 y menor de 50 mm, con afección de uno a tres ganglios, sin metástasis.

IIB: T3, N0, M0: tumor mayor de 50 mm en su mayor dimensión, sin afección a ganglios y sin metástasis.

Etapa III

El tumor mide más de 50 mm en su mayor dimensión.
IIIA

- T0, N2, M0: sin prueba de tumor primario, con afectación de cuatro a nueve ganglios, sin metástasis.
- T1, N2, M0: tumor menor de 20 mm, con afección de cuatro a nueve ganglios (menor de 1 mm), sin metástasis.
- T2, N2, M0: tumor mayor de 20 mm y menor de 50 mm, con afección de cuatro a nueve ganglios, sin metástasis.
- T3, N1, M0: tumor mayor de 50 mm, con afección de uno a tres ganglios, sin metástasis.

- **T**3, **N**2, **M**0: tumor mayor de 50 mm, con afección de cuatro a nueve ganglios, sin metástasis.

IIIB

- **T**4 **N**0, **M**0: tumor de cualquier tamaño con extensión directa a la pared pectoral o a la piel ulcerándola o con nódulos, sin ganglio afectado y sin metástasis.
- **T**4, **N**1, **M**0: tumor de cualquier tamaño con extensión directa a la pared pectoral o a la piel ulcerándola o con nódulos, con afección de uno a tres ganglios, sin metástasis.
- **T**4, **N**2, **M**0: tumor de cualquier tamaño con extensión directa a la pared pectoral o a la piel ulcerándola o con nódulos con afección de cuatro a nueve ganglios, sin metástasis.

IIIC: Cualquier **T**, **N**3, **M**0: con afectación de 10 o más ganglios, sin metástasis.

Etapa IV

Cualquier **T**, cualquier **N**, **M**1: con metástasis o tumor fuera del sitio donde se originó.

Es una clasificación muy amplia y con más subdivisiones que se han omitido, porque la intención es dar una idea práctica de la manera que la oncología estudia, clasifica y trata los tumores malignos, en este caso el cáncer mamario, con base en tres parámetros: **T**, **N** y **M**.

Esta manera de establecer las etapas del avance de un tumor maligno brinda a los profesionales de la oncología un lenguaje y un criterio unificados internacionalmente, que nos permite entender el porqué y el cómo tratar a cada una de las pacientes.

NORMA: *"Debido a la confianza que le tengo a mi ginecólogo, le pedí me diera la mejor opción a mi problema. Optó por realizarme una cirugía conservadora: retirar el pequeño tumor, mandarlo analizar con el patólogo y, de ser maligno, en ese mismo momento retirar el tejido que fuera necesario para analizarlo y saber en qué grado se encontraba mi cáncer. Me dijo que haría lo posible para que no perdiera mi seno."*

El tratamiento por etapas

Cuando aparece la enfermedad, su comportamiento y las vías que va a tomar son indefinidas e impredecibles. Hay ocasiones en que el cáncer, incluso en etapas tempranas, se convierte en un poderoso monstruo que acaba con la vida en pocos meses; en cambio, ha habido casos en que en etapas avanzadas, con factores de mal pronóstico, la paciente se recupera y vive perfectamente bien, cuando la teoría dice que ya hubiera fallecido.

Ciertamente, hoy en día las mujeres que se recuperan del cáncer de mama siguen insertas en sus roles normales en los diferentes ámbitos: social, laboral, familiar y de desarrollo personal; padecen poco los efectos secundarios de los tratamientos, pero eso no significa que no deban seguir en estrecha vigilancia y seguimiento en caso de una recurrencia o regreso de la enfermedad.

A nosotros los médicos, la velocidad de la ciencia moderna nos rebasa vertiginosamente, porque avanza y cambia constantemente a pasos agigantados, lo cual no nos permite estar al tanto de lo más novedoso. Incluso para los que se desarrollan en centros especializados en cáncer ponerse a la par del desarrollo en la investigación y el manejo de la enfermedad no les resulta fácil. Lo que el año pasado era la teoría irrebatible, hoy ha sido reemplazada por otra más sólida; lo que ayer aplicamos hoy puede estar en desuso o en uso limitado. Aún así, quienes nos dedicamos a ello somos optimistas, y por ello acudimos a congresos nacionales e internacionales, para conocer lo más novedoso en el tema y ofrecerles a nuestras pacientes siempre lo mejor a nuestro alcance.

Por eso, en el diagnóstico, tratamiento y seguimiento de las pacientes con cáncer de mama se requiere de un equipo multidisciplinario en el que cada uno de sus integrantes ahonde en su área y se dedique exclusivamente a ella, sin invadir otras.

En este apartado expondré de manera general los tratamientos normativos del Consenso Mexicano sobre el Diagnóstico y Tratamiento del Cáncer Mamario.

ETAPA 0 (*carcinoma* in situ)

- Carcinoma ductal *in situ* (CDIS)
  Si el tamaño del tumor, su grado de agresividad y la edad de la paciente (a mayor edad menor agresividad) lo permiten, se propondrá la cirugía conservadora, que consiste en retirar el tumor con un margen

de tejido sano que lo rodea de más de 3 mm, respetando el resto del tejido mamario no afectado o sano. Se prescribe radioterapia sólo a la mama afectada en caso de poseer mayor índice de agresividad o malignidad, conocido como de alto grado. Nunca se operarán los ganglios de la axila ni se radiarán, por no verse afectados en la gran mayoría de las pacientes. Se decidirá la mastectomía total (retirar el seno completo) en caso de no poder realizar —o la paciente no lo desea— una cirugía conservadora.

Si el tumor muestra positividad a los receptores estrógeno y progesterona, se procede a la toma vía oral de un medicamento que bloquea a la capacidad de que en otra zona del cuerpo se capten células malignas, llamado tamoxifeno. La dosis recomendada es de 20 mg diarios durante 5 años, pues reduce el índice de recurrencias locales después de manejo quirúrgico de tipo conservador, así como la aparición de un nuevo tumor.

Para el seguimiento de estas pacientes se recomienda una mastografía posterior al tratamiento conservador, si la tolera en cuanto a las molestias posteriores a la cirugía y la radioterapia. Después de ello, es necesario realizar una mastografía anualmente.

• Carcinoma lobulillar *in situ* (CLIS).

Es una lesión poco frecuente y requiere de la evaluación de patólogos expertos en enfermedades de la mama, pues se puede confundir con una hiperplasia atípica (lesión precursora de un cáncer). En este caso no hay tumor o masa palpable o cambios específicos en la mastografía.

El tratamiento consiste en retirar, mediante cirugía, únicamente la zona afectada, siempre y cuando se haya descartado que exista en alguna otra parte de la mama. No están indicados ni el manejo con medicamentos oncológicos ni la radioterapia. Se vigila con mastografía anual.

KARLA JANETH: *"El oncólogo me explicó el tratamiento que iba a aplicarme: me realizó una mastectomía. Después empecé el tratamiento, que consistió en seis quimioterapias, seis refuerzos, 25 radiaciones y 12 'vacunas'. Cuando empecé el tratamiento tuve un poco de depresión y lloraba mucho al notar todo lo que me estaba pasando: la caída del cabello, el cuerpo hinchado, los malestares y los dolores tan fuertes que sentía cuando me daban la quimioterapia."*

Tratamiento quirúrgico para las etapas I y II

La aplicación de cirugía en estos dos estados (excepto en el IIB con T3, que es tumor mayor a 5 cm) es el primer paso, y dependiendo de los hallazgos y del diagnóstico final del tumor y de los ganglios obtenidos, el oncólogo determinará la terapia posterior.

La cirugía oncológica tiene dos modalidades:

- Tratamiento conservador: trata de preservar la mama y su estética.
- Tratamiento radical: retira el seno completo.

Dependiendo de varios factores, que en breve explicaré, se toma la decisión entre la paciente y el equipo multidisciplinario que la tratará de manera íntegra, según sea la conveniencia personal.

Tratamiento quirúrgico conservador

Consiste en extirpar el tumor maligno primario, o inicial, incluyendo el tejido sano que lo rodea hasta un límite de 3 mm, así
como extirpar los ganglios de la axila correspondiente.

El mayor beneficio de este tratamiento es que la paciente
no pierde la mama, preserva el órgano de forma estética adecuada y con el resto del tejido sano; de esa forma la paciente
obtiene mayor fortaleza psicológica, una sólida autoestima,
para enfrentar el tratamiento posterior que contempla, en la
mayoría de los casos, radioterapia a la mama y a su axila, además
de quimioterapia o **terapia adyuvante sistémica**.

Para lograr con éxito este tratamiento, el cirujano
determinará si eres paciente candidata, te explicará con lenguaje simple y llano su beneficio y el compromiso de seguir el
tratamiento completo posterior, pues con ello se logran las
mismas posibilidades de sobrevivencia que la cirugía radical.

Los siguientes criterios son los necesarios para indicar
este método quirúrgico:

- Pacientes con tumor primario menor o igual
  a 3 cm (etapas I y II) y que tengan el deseo de
  no perder su seno, con el compromiso previo
  de llevar a cabo el resto del tratamiento.
- Pacientes estrictamente seleccionadas con
  tumores de más desde 3 y hasta 5 cm (T3)
  que puedan aplicarles quimioterapia inicial
  para disminuir el volumen del tumor.

Esta cirugía está contraindicada de manera absoluta si:

- Es imposible extirpar tejido sano con un margen mínimo de 3 mm.
- El tumor, mediante mastografía, se aprecie en varios sitios de la mama.
- Hay incapacidad de lograr un resultado estético adecuado, debido a la relación del tamaño del tumor con el volumen del seno.
- La paciente está embarazada y que se encuentre en el primer trimestre de la gestación.
- El radiólogo determina que no se podrá aplicar la radioterapia posteriormente.
- La paciente ha sido radiada anteriormente por algún otro problema.
- La paciente no desea conservar la mama.

Esta cirugía está contraindicada de manera relativa si:

- La paciente sufre la enfermedad de Paget, que es un cáncer de mama poco frecuente y consiste en una lesión húmeda y descamada de la areola y el pezón.
- La paciente es menor de 40 años.
- Sufre enfermedades preexistentes crónicas como el lupus y la esclerodermia.

Si el cirujano evalúa que eres candidata al tratamiento quirúrgico conservador, las condiciones para efectuarlo son:

- Contar con tu consentimiento informado,

explicado y entendido; sólo así firmas el documento correspondiente.
- El tratamiento debe ser llevado a cabo por un cirujano oncólogo con entrenamiento y experiencia en la cirugía conservadora.
- Tener un servicio de patología calificado que maneje y conozca los marcadores de pronóstico histológico de manera actualizada y adecuada.
- Que el centro de salud cuente con las condiciones para aplicar las radiaciones posteriores.

Algo que debes tener claro es que si, durante la operación, el cirujano no puede obtener 3 mm o más de tejido sano alrededor del tumor, deberá ampliar la escisión; de hecho, hay ocasiones en que los cirujanos se ven obligados a retirar todo el seno.

Si todo se da conforme a lo planeado y la mama es sometida a manejo quirúrgico conservador, será obligatoria la radioterapia posterior una vez que haya cicatrizado adecuadamente. También será forzosa la terapia sistémica o quimioterapia. Ya terminados los tratamientos, será indispensable la revisión por medio de una mamografía anual con ultrasonido mamario.

IRMA: *"El día que me operaron estaba muy nerviosa, ya que los quirófanos siempre me han dado miedo; le pedí a Dios que me ayudara. Al salir de la cirugía tuve sentimientos encontrados: estaba feliz porque había salido bien, pero al ver mi axila operada comprendí que mi tumor era maligno. Todos*

me consolaban diciéndome que todo estaría bien. Mi opera-
ción fue conservadora. Pasaron los días y, mientras me recupe-
raba, esperaba los resultados del tumor, había que saber qué
tan agresivo era. Afortunadamente llegaron los resultados con
buenas noticias, el cáncer no era agresivo, ni invasor, aunque sí
hubo ganglios infectados."

Manejo quirúrgico radical

Esta modalidad de cirugía consiste en extirpar hasta 90%
del tejido mamario junto con gran parte de su piel, la areola
y el pezón; también se le denomina mastectomía radical.

A inicios del siglo XX, esta cirugía tomó mucho auge
debido a que no se contaba con la quimioterapia ni con la
radioterapia; al principio era una forma demasiado agresiva:
se retiraban los músculos pectorales por medio de incisiones
muy amplias, lo que provocaba deformaciones corporales
y provocaba discapacidad en el brazo afectado. Su creador
fue el Dr. William S. Halsted (1852-1922), profesor de cirugía
del Hospital Johns Hopkins de Baltimore, Maryland, en los
Estados Unidos.

A mediados del siglo XX, esta cirugía fue mejorada y
se desarrollaron dos técnicas: la de Patey, menos mutilante y
agresiva, que preservaba el músculo pectoral mayor; así como
la de Madden, que conserva tanto el músculo pectoral mayor
como el menor. De hecho, ambas técnicas siguen realizán-
dose, según la preferencia del cirujano.

En las dos se recurre a tres tipos de incisiones: longitudinales, transversales y las oblicuas; si con la paciente existe la posibilidad de la reconstrucción mamaria, el cirujano seguramente utilizará la transversal. Por ello es importante que la paciente que es sometida a una mastectomía radical sea adecuadamente informada sobre la posibilidad de reconstrucción, el momento mejor para llevarla a cabo y sobre el tipo de técnica que utilizará el cirujano reconstructor.

Los puntos a tomar en cuenta para realizar una intervención quirúrgica radical son los siguientes:

- Que la paciente lo decida, después de recibir una adecuada y amplia información sobre las opciones quirúrgicas.
- Que el tumor se encuentre en varios sitios de la mama.
- Que la relación que guarda el tumor con el volumen mamario no permita un manejo conservador.
- Que a la paciente no se le pueda dar un seguimiento adecuado, en caso de una hipotética cirugía conservadora.
- Que no haya acceso a la radioterapia después de la cirugía.
- Que la paciente se encuentre en el primer trimestre de un embarazo.

Un importante número de pacientes vive en las zonas rurales, alejadas de los centros urbanos importantes donde se encuentran los hospitales que tratan los casos de cáncer; por la lejanía o por el costo que implica el traslado, a dichas pacientes no les es posible acudir a completar su tratamiento de quimioterapia o radioterapia. En esos casos se decide realizar el método quirúrgico radical.

Sigue habiendo una gran cantidad de población en la desinformación y un número mayor en la mala información, gente con el firme convencimiento de muchos mitos y tabúes, tales como "si te operan el tumor te lo van a podar y se va a cundir por todo el cuerpo", "que te quiten todo el pecho pues te vuelve a brotar" y peores... "que te quiten las dos chichis porque te va a brincar la enfermedad".

La mujer que padece cáncer de mama recibe una gran cantidad de comentarios, sugerencias e infinidad de consejos sin fundamento científico, por parte de personas que la rodean y que, de la noche a la mañana, resultan expertos en la materia, eruditos sin experiencia y superespecialistas sin título, que no hacen sino enturbiar la mente y mortificar la tranquilidad de la paciente.

MARCELA: *"Por fin llegó el día de la operación, 5 de diciembre. Por supuesto, antes de ingresar a quirófano fui a comprar el arbolito de Navidad que quería ver en mi casa a mi regreso. La cirugía duró 5 horas. Tuvieron que optar por la mastectomía radical, del seno izquierdo. Fue uno de los golpes más duros que me ha dado la vida. Me dolió profundamente, me sentía incompleta, sentía que mi esposo no me querría más, que ya no era la misma mujer, no me daba cuenta que estaba viva y que eso era lo importante."*

Intervención quirúrgica de la axila

En el tratamiento del cáncer de mama mediante cirugía, la extirpación o retiro de los **ganglios linfáticos** que le corresponden son los axilares, que se localizan en una zona específica: desde el lado externo del seno, van hacia la axila y prosiguen por debajo de la clavícula hasta el cuello. Analizar los ganglios es de suma importancia porque, ya sea que se encuentren sanos, contaminados o invadidos por el cáncer, es el factor más importante para determinar el pronóstico acerca de la sobrevida de la portadora. Para ello se aplica la técnica quirúrgica *linfadenectomía axilar* o *disección radical de axila*. Además, determinar el estado de los ganglios es fundamental para decidir el manejo integral de la enfermedad, ya sea quimioterapia, radioterapia u hormonoterapia.

Las pacientes con cáncer de mama en etapas clínicas I y II necesariamente tienen que ser evaluadas para determinar su estado ganglionar.

La axila negativa

Si al realizar una correcta palpación no se detectan ganglios, entonces el resultado es negativo. En tal caso, amerita determinar si existe enfermedad en ellos, para evitar la disección radical de axila, y así evitar las consecuencias: dolor en el brazo y hombro para su movilización, hinchazón del brazo por retención de líquido linfático o linfedema, así como la pérdida de la sensación del antebrazo y del dorso del tórax.

Cabe aclarar que la adecuada palpación en búsqueda de ganglios se lleva a cabo por medio de un *mapeo linfático* o *Ganglio Centinela*. Esta técnica, realizada unos momentos antes de la operación en pleno quirófano, determina el estado de los ganglios más cercanos al tumor canceroso.

La axila positiva

Si al aplicar el Ganglio Centinela se detectan ganglios, la detección del posible ganglio enfermo o contaminado por células cancerosas del tumor maligno del seno es corroborado mediante dos métodos —lo ideal es aplicar ambos al mismo tiempo—: una es la inyección de un colorante llamado Azul Patente y la otra es la administración de un radiomarcador, también mediante una inyección, en un sitio cercano al tumor justo unos minutos antes de iniciar la cirugía. El colorante teñirá de azul al ganglio enfermo o con metástasis del tumor mamario, mientras que el radiomarcador se fijará en él; el cirujano retirará solamente el o los ganglios marcados, para evitar así la disección radical de axila.

NORMA: *"El 6 de febrero, a las cuatro de la tarde, me realizaron la cirugía. Entré al quirófano con la esperanza de que el tumor no fuera canceroso. Pero al día siguiente recibí la noticia que nunca hubiera querido haber escuchado: mi doctor confirmó que el tumor desafortunadamente era maligno. Me explicó que me quitó 14 ganglios de la axila y los mandó analizar; dos salieron positivos."*

Mastectomía reductora de riesgo

Este tipo de mastectomía es una opción cuando una paciente sana tiene un elevado riesgo de desarrollar cáncer de mama. La realidad es que son pocas las pacientes que tendrán garantía de no padecer la enfermedad si son sometidas a esta cirugía. En todo caso, se recomienda que se discuta con un equipo multi-disciplinario para evaluar el riesgo individual, así como la valoración de todas las alternativas de prevención.

En años recientes se ha incrementado la práctica de esta técnica debido a una sobreestimación del riesgo de desarrollar cáncer mamario, tanto por nosotros los médicos como por las pacientes que han sido llevadas a la duda exagerada y que caen en la carcinofobia.

Esta técnica consiste en retirar la mayor parte del tejido mamario, por debajo de la piel o subcutánea, conservando la aréola y el pezón, así como toda la piel de la mama, aprovechando para realizar a la vez su reconstrucción inmediata.

Cada paciente deberá ser informada sobre los riesgos y los beneficios de esta cirugía, haciendo hincapié en que el procedimiento *no ofrece una protección absoluta* para cáncer de mama, además de advertir acerca de los cambios en la imagen corporal y de los efectos psicológicos y sexuales secundarios.

Los requisitos necesarios para sugerir una mastectomía reductora de riesgo sin diagnóstico previo de cáncer son:

1. Antecedente familiar evidente de cáncer sin susceptibilidad genética demostrable como:
   • Aparición de cualquier tipo de cáncer antes de los 40 años.
   • Si ha habido al menos dos apariciones de

cáncer primario de mama –o de ovario/trompa de Falopio primario de peritoneo–, en familiares de primer grado; o la aparición de uno en primer grado y dos en segundo grado.
- Si en la rama familiar directa ha habido cáncer de mama combinado con uno o más de los siguientes cánceres: tiroides, páncreas, tumores cerebrales y gástrico difuso, o manifestaciones dermatológicas de leucemia/linfidema en la misma rama familiar.
- Miembros familiares con mutaciones genéticas conocidas de cáncer de mama.
- Población de riesgo (mujeres judías Ashkenazi de cualquier edad con cáncer de mama u ovario).
- Cáncer de mama en hombre.
- Cáncer de ovario/trompa de Falopio/peritoneo.

2. Mutación de genes de susceptibilidad BRCA 1 y 2.
3. Otras mutaciones que de manera menos frecuente se han asociado a cáncer de mama (**Síndrome de Li-Fraumeni y Cowden**).
4. Factores de riesgo histológico, es decir, daños en los tejidos mamarios.

Indicaciones potenciales para mastectomía reductora de riesgo en la mama opuesta a la enferma en pacientes con diagnóstico actual o previo de cáncer de mama:

- Reducción del riesgo potencial.
- Aspectos reconstructivos (asimetría, balance).
- Dificultad para la vigilancia posterior (mayor densidad mamaria, microcalcificaciones difusas).

- Biopsia de mama contralateral con resultado histológico de neoplasia lobulillar *in situ* o hiperplasia lobulillar o ductal.

Criterios para no operar

No todos los tumores se pueden ni deben tratarse de inmediato con cirugía. Hay algunas circunstancias especiales por las que el cirujano no puede intervenir de primera mano:

- Si el tumor mamario está fijado en algún hueso de la caja torácica.
- Si hay una invasión extensa de la piel.
- Si hay un linfoma fijo a la pared.
- Si la metástasis ya invadió la parte superior a las clavículas.
- Si se trata del cáncer de mama inflamatorio (poco común y muy maligno).
- Si hay edema (hinchazón) en el brazo relacionado con el linfoma.

NORMA: *"El médico me comentó que, según los estudios realizados, la detección había sido oportuna y que tendría que recibir un tratamiento de quimioterapia y radioterapia. Escuchar la palabra quimioterapia me hizo sentir un temor muy grande; de inmediato sentí cómo mi corazón palpitaba de prisa y prácticamente enmudecí. Lloré mucho, le reclamé a Dios, le preguntaba '¿por qué a mí?'. Sentía que no merecía esto que me estaba ocurriendo. Creí que no iba a resistir las quimioterapias, pues yo sabía que eran muy agresivas.*

Tuve aproximadamente seis semanas para digerir mi realidad y aceptar lo que estaba viviendo. Me acerqué a Dios, le pedí perdón por haberlo cuestionado y le agradecí que me haya dado la oportunidad de poder tratarme y de seguir viviendo.

Ya fortalecida por mi fe, y contando con el apoyo incondicional de mi familia, estaba decidida a luchar contra esta enfermedad".

La quimioterapia

Desarrollado a partir de la década de 1940, este tratamiento le ha dado a la oncología un avance descomunal en la lucha contra las enfermedades cancerosas.

Consiste en el empleo de medicamentos químicos que tienen efecto *citotóxico* o contra las células, con el objetivo de matar las células malignas, detener su crecimiento y prevenir la formación de nuevas células cancerosas.

El primer reporte de un tumor tratado con una sustancia química fue en 1880. Lo hizo el médico británico Thomas Hodgkin para tratar a pacientes con la enfermedad que después llevó su apellido. Hodgkin utilizó una solución compuesta de arsénico, el cual ha sido usado con diferentes propósitos medicinales desde hace más de 2 000 años y no causaría sorpresa si fue utilizado anteriormente para alguna enfermedad cancerosa.

El término *quimioterapia* ha sido atribuido a Paul Ehrlich, un médico bacteriólogo laureado con el premio Nobel en 1910, que utilizó un compuesto de arsénico orgánico llamado *Salvarsan*, usado para curar la sífilis.

En la Primera Guerra Mundial, el gas mostaza se usó

como un arma química letal. Algunos de los efectos que causaba eran disminución de los glóbulos blancos, depresión de la médula ósea y ulceraciones de las mucosas. Claro, producía la muerte de manera lenta, humillante y sufrida.

En 1942 el gas mostaza comenzó a usarse para tratar linfomas en ratones. Así empezó el desarrollo de nuevos medicamentos anticancerosos en el tratamiento de la leucemia —que es un cáncer de la sangre—, y del coriocarcinoma —que es derivado de un embarazo trastornado llamado *embarazo molar*.

Ya en nuestra época, la quimioterapia ha avanzado a la par del conocimiento de las características del crecimiento de los tejidos normales y de los tumorales. Ahora sabemos que cada tejido tiene una innata capacidad de crecimiento regulada por factores internos o propios y externos o adquiridos. Así, tenemos claro que las características de crecimiento del tejido tumoral es diferente del tejido normal, y ese conocimiento e investigación han sido las bases para el tratamiento del cáncer mediante quimioterapia y la radioterapia.

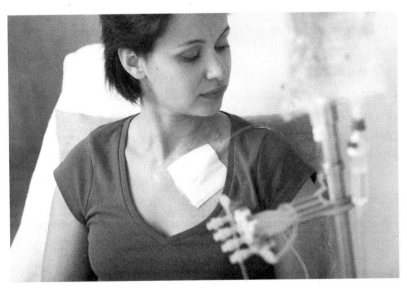

Las vías o maneras de administrar la quimioterapia y de su absorción adecuada pueden ser varias: vía oral (deglutidas por la boca), intravenosa (inyectadas en la vena), intramuscular (inyectadas en los glúteos o en las piernas), intraarterial (dentro de las arterias), intraperitoneal (a través del abdomen) o intratecal (inyección en las meninges o membranas del cerebro y médula espinal).

La selección de la vía de administración depende de la solubilidad del medicamento, del requerimiento de su activación, de la tolerancia del tejido local, de la exposición óptima al medicamento y de la confiabilidad del paciente.

Cuando la quimioterapia se aplica antes de realizar una cirugía radical o una radioterapia, se le denomina neoadyuvancia; cuando funciona como complemento después de la cirugía o la radioterapia es adyuvancia.

Los medicamentos anticáncer proporcionados en la quimioterapia deben ser analizados por el oncólogo, quien tomará en cuenta, sobre todo, lo referente a los mecanismos de acción, absorción, distribución, metabolismo, y excreción.

Cada uno de estos factores puede influir en la efectividad y toxicidad de la quimioterapia. Por esa razón hay oncólogos que optan por el empleo de tratamientos combinados con más de dos medicamentos.

Consideraciones importantes antes de indicar quimioterapia

1. Historia natural del tumor:
   - Biopsia que confirme malignidad.

- Identificar el sitio primario o donde se originó.
- Tasa de progresión o grado de malignidad.
- Estado de la enfermedad, patrón de diseminación.

2. Características del paciente:
   - Edad, estado nutricional y general.
   - Función de sus órganos vitales, reserva de médula ósea.
   - Condiciones de comorbilidad (que presente dos enfermedades crónicas al mismo tiempo).
   - Duración de tratamientos previos, si los hubo.

3. Cuidados de apoyo:
   - Facilidades adecuadas para evaluar, monitorear y tratar los efectos secundarios de los medicamentos usados.
   - Estado económico, emocional y social del paciente y de su familia.
   - Comunicación constante con el médico tratante.

4. Objetivos del tratamiento:
   - Parámetros para monitorizar la respuesta objetiva del manejo.
   - Beneficios potenciales:
     · Intento de curación.
     · Mejoramiento y sostén de la calidad de vida.
     · Control de la enfermedad.
     · Paliación de los síntomas, mitigar o hacerlos más soportables.

Quimioterapia neoadyuvante

En un principio se utilizó en los tumores inoperables, tales como tumores mayores de 5 cm, voluminosos, o que se extienden y toman al músculo pectoral o la piel de la mama.

Actualmente también se utiliza en tumores operables, con el objetivo de reducir su tamaño y permitir una cirugía conservadora; así mismo, cuando se encuentran ganglios axilares palpables con la enfermedad.

Antes de iniciar con la quimioterapia, te marcarán el sitio del tumor porque hasta el 30% de las ocasiones desaparece. Para marcarlo, su usa una grapa metálica que colocan en el interior central del tumor.

Aunque el empleo de neoadyuvancia en tumores operables no ha tenido como resultado tasas mayores de supervivencia, sí se ha observado reducción completa del tumor de 4 a 30% de casos, y la posibilidad de llevar a cabo una cirugía conservadora de 28 a 89%.

La quimioterapia se administra en ciclos, generalmente cada tres semanas. Así, cada 21 días se aplican los medicamentos y en algunos tumores se requiere aplicar un refuerzo una semana después. En la neoadyuvancia programada se emplean de seis a ocho ciclos previos a la cirugía.

Para evaluar la respuesta del tumor a la quimioterapia neoadyuvante se recomienda que, después de tres a cuatro ciclos, se haga una valoración clínica, radiológica y por ultrasonido. Si hay buena respuesta se prosigue con el esquema de tratamiento inicial hasta completarlo.

Por el contrario, si no se aprecia una respuesta favorable, se debe considerar el esquema de medicamentos y aumentarlo de dos a cuatro ciclos más y, si es operable, entonces realizar una cirugía radical con radioterapia adyuvante.

Quimioterapia adyuvante

Se le denomina *adyuvancia* a todo tratamiento anticanceroso administrado después de la cirugía.

Sus objetivos son prolongar el periodo libre de enfermedad, reducir las recurrencias locales y sistémicas o generales, y aumentar la supervivencia global, sin deterioro de la calidad de vida.

Al igual que en la neoadyuvancia, se administra por ciclos de tres semanas de separación, con un total de seis a ocho ciclos, generalmente usando la vía intravenosa, ya sea de manera directa o a través de un catéter previamente insertado.

Las condiciones para aplicarla en pacientes operadas por cáncer mamario son dos:

- Pacientes con ganglios positivos o enfermos. Por el alto riesgo de una recaída o recurrencia de la enfermedad todas estas pacientes deberán recibir quimioterapia adyuvante sin importar el número de ganglios afectados.
- Pacientes con ganglios negativos. A pesar de que solamente del 20% al 30% de estas pacientes sufrirán recaída por la enfermedad, en aquellas con factores de mal pronóstico deberá indicarse la quimioterapia adyuvante y estas condiciones son:

- Tumor mayor a 1 cm.
- Tumor triple negativo (sin receptores hormonales y sin oncoproteína).
- Tumor mayor de 0.5 cm con onco-proteína (HER-2 neu) positiva.
- Tumor de alto grado.
- Presencia de invasión linfovascular.
- Edad menor de 35 años.

La quimioterapia adyuvante se deberá iniciar tan pronto como sea posible, preferentemente entre la segunda y sexta semana después de la cirugía.

No es recomendable que se administren de manera simultánea la quimioterapia y la radioterapia porque aumentan sus efectos tóxicos para el organismo. Si van a requerirse como adyuvancia, la quimioterapia se administrará primero y al término iniciará la radioterapia.

Toda quimioterapia deberá ser indicada, valorada y vigilada por el oncólogo médico, en un área exclusiva para su administración y con la asistencia de una enfermera especializada en oncología y en aplicación de quimioterapia.

Se deberá contar con los fármacos necesarios para el manejo y tratamiento de algunos de los efectos indeseables de los medicamentos, como son la náusea y el vómito, además de la disminución de los glóbulos rojos, blancos y las plaquetas.

IRMA: "*Lo siguiente fue el tratamiento. Fui al oncólogo y lo primero que pregunté fue si se me iba a caer el cabello; cuando me dijo que sí, lloré y lloré, no tenía consuelo, fue algo muy impactante para mí. Cuando fui a recibir mi primera quimioterapia, antes de entrar tenía mucho miedo, en mi estómago había una sensación horrible, fueron momentos muy difíciles. Recibí seis quimioterapias muy agresivas que me dejaban muy débil, casi no podía comer, ni hablar, y con una sensación horrible en mi estómago: vomitar y vomitar. Bajé mucho de peso, pero después de cuatro días de haber recibido las quimioterapias todo pasaba y poco a poco me iba recuperando, me sentía mucho mejor, y podía hacer mi vida casi normal, claro que con algunos cuidados."*

Cómo indicar y administrar la quimioterapia

Todos los esquemas de quimioterapia son tóxicos, con un estrecho margen de seguridad, siendo necesario ajustar frecuentemente las dosis según la tolerancia de cada paciente.

Inicialmente, las dosis de los medicamentos anticancerosos son calculados con base en la superficie corporal a tratar, el peso, la función de los riñones o renal, la función hepática o del hígado. Para ello existen unas guías ya establecidas para los diferentes tipos de combinaciones.

Se ha demostrado, a través de los años, que el tratamiento para el cáncer de mama no debe ser utilizando un solo medicamento sino combinando dos o más de ellos, siendo hasta ahora más efectivo usar un esquema de tres fármacos. Por desgracia, no existe ni el esquema, ni la combinación, ni el medicamento *ideal*. No hay recetas. No hay uno que funcione igual para todas las pacientes.

Lo *ideal* también implicaría un medicamento único que fuese efectivo contra la enfermedad, inofensivo para el paciente, accesible en cuanto al costo y a su disposición, que se aplicara con facilidad, con seguridad estricta y que otorgara un estado final libre de la enfermedad, sin el riesgo potencial de la recurrencia. Todo eso, hasta hoy, es una utopía, un sueño constante y recurrente de los que nos enfrentamos con esta enfermedad día a día, pero no perdemos la esperanza de que con el avance de la ciencia un día se logre.

Hay que tener claro que existe una serie de factores que pudieran influir en la tolerancia de cada paciente a la quimioterapia, tal como el estado nutricional (un organismo fuerte tolera los efectos del medicamento), la constitución y la configuración física, la extensión de la enfermedad (no es lo mismo tratar un cáncer exclusivamente de mama que uno que ya se ha diseminado a otras partes u órganos del cuerpo), si la paciente ya ha sido sometida a otros tratamientos con medicamentos citotóxicos o antitumorales, si hay falla renal o hepática, etcétera.

El esquema base para la quimioterapia inicial es la combinación de tres fármacos, conocido como FEC por las iniciales de sus componentes, y su acción se describe a continuación:

- 5-Fluoracilo: daña directamente la información de la célula maligna.
- Epirrubicina: es un potente antibiótico que daña al ADN de la célula dañina directamente.
- Ciclofosfamida: mata a las células tumorales interactuando químicamente con el ADN, lo cual le causa una descodificación de sus pares bases.

Hay otros medicamentos que pueden acompañar al esquema anterior, llamados Taxanos, como el paclitaxel y el docetaxel, que se utilizan en tumores con mayor agresividad o con gran riesgo de recurrencia. Su mecanismo de acción es afectando la creación de vasos sanguíneos que el tumor estimula para su crecimiento. Estos fármacos deben administrarse por vía intravenosa, de manera directa y en el brazo contralateral a la mama afectada, o mediante la instalación previa de un dispositivo inyectable que se coloca bajo la piel, conectado a una vena principal; ese método resulta ser más práctico y menos agresivo que la forma directa, el cual generalmente daña irreversiblemente a las venas utilizadas.

La intención de aplicarla cíclicamente (cada tres semanas) es para que el organismo se recupere de la toxicidad o daño que se le infiere.

El órgano que se trastorna inicialmente es la médula ósea y de ella lo que primero se afecta es el generador de los leucocitos o glóbulos blancos, que son los encargados de atacar a los diferentes agentes infecciosos: bacterias, virus, hongos, etcétera.

Las segundas en afectarse son las plaquetas, encargadas de la coagulación de la sangre para evitar las hemorragias. Su vida media es de 5 a 7 días. En cambio, lo menos afectado es el eritrocito o glóbulo rojo, que es el encargado de transportar el oxígeno a todo el organismo, pues su vida media es de 120 días.

Por ello, antes de cada ciclo de tres semanas, se deben realizar exámenes de sangre para ver el comportamiento del organismo, su respuesta a la agresión de la quimioterapia. De resultar normales, entonces el oncólogo autoriza la siguiente dosis; en caso contrario, deberá corregir la falla, estabilizar al paciente y prepararlo para ello.

La aplicación de la quimioterapia deberá ser en una sala especial que cuente con camas o con sillones cómodos para la paciente; el ambiente debe estar limpio y ventilado, de preferencia libre de olores desagradables, con distractores tales como pantallas de televisión con imágenes agradables y armónicas que otorguen un ambiente plácido y tranquilo.

Debe haber una enfermera oncológica, con entrenamiento en la preparación, aplicación y valoración en quimioterapia, pues cada fármaco se prepara en un área libre de gérmenes, con guantes y bata estériles, cubrebocas y todos los cuidados de asepsia y antisepsia.

La duración de la administración total de los medicamentos va de 4 a 24 horas, dependiendo del esquema usado, el paciente y el estado de la enfermedad.

La paciente candidata a la quimioterapia podrá tomar sus alimentos previos a la hora común, exceptuando aquellos que se le han sugerido evitar durante todo el tratamiento, que generalmente son las carnes rojas con grasa, las carnes crudas, las grasas y harinas innecesarias, algunos cítricos, condimentos y picantes. De preferencia deberá comer frutas, verduras, carnes blancas y los granos como el frijol, arroz, etcétera.

No es recomendable hacer ejercicio en la primera semana posterior a la quimioterepia. Se permite de manera moderada las dos siguientes, dependiendo de los hábitos regulares de cada persona. Si se realiza ejercicio, lo recomendable es realizarlo al aire, libre de humo y polvo contaminantes o dentro de casa en habitaciones ventiladas. Su práctica en gimnasios cerrados no se recomienda por lo viciado del ambiente y la posibilidad de algún asistente enfermo de las vías respiratorias o de la piel. También se prohíbe usar duchas o regaderas de baños públicos, saunas o vapores.

La alimentación adecuada, el reposo moderado, el ejercicio relajante, la correcta respiración y el pensamiento positivo motivado por una buena actitud hace más llevadero el periodo que abarca el tratamiento médico contra la enfermedad.

Recuerda: "No hay peor discapacidad que una mala actitud".

Complicaciones y efectos secundarios de la quimioterapia

KARLA JANETH: *"Cambié mi alimentación porque pensé que me podría ayudar con el tratamiento; dejé la comida chatarra y empecé a comer muchas frutas y verduras ya que era una de las cosas que yo casi no comía: kiwi, uvas, brócoli, betabel, nueces, almendras, espinacas, berros, acelgas, lentejas y pescado.*

También comencé a leer libros sobre el cáncer de mama y a investigar en internet al respecto para saber más de esta enfermedad. Así comprendí que todo lo que yo sentía eran síntomas normales de estos tratamientos y el miedo disminuyó un poco".

Para maximizar la utilidad del tratamiento con la menor toxicidad o daño habrá que conocer los efectos secundarios que causa la quimioterapia.

La quimioterapia afecta órganos y tejidos del cuerpo de varias maneras o grados, debido a que los medicamentos anticáncer no distinguen entre las células malignas y las normales.

Lo que se afecta principalmente es la médula ósea, que es la encargada de producir los elementos de la sangre. Por un lado, los glóbulos rojos, encargados de transportar el oxígeno a todo el organismo; al disminuir éstos debido al tratamiento, surge la anemia; por otro, los glóbulos blancos, que son los encargados de atacar a los agresores del organismo o sistema de defensa del cuerpo; además, las plaquetas, cuya función es la de coagular la sangre para evitar las hemorragias.

Con la quimioterapia, los primeros afectados son los granulocitos —un tipo de glóbulos blancos— que tienen una vida media de 6 horas; en otras palabras, cada seis horas se renuevan. Por ello es necesario realizar su recuento frecuentemente, porque en caso de que haya menos de mil granulocitos por mililitro de sangre, la paciente está en riesgo de una infección generalizada (septicemia), por lo que debe recibir tratamiento antibiótico de amplio espectro, o sea que combata a gran número de bacterias.

Si fuera el caso, el tiempo para recuperarse depende de varios factores: la agresividad de la infección, la potencia del antibiótico, la dosis administrada y el grado de daño a la médula ósea, que produce los glóbulos para crear las defensas. Por cierto, en el caso de disminución grave de los glóbulos blancos, habrá la necesidad de administrar medicamentos que aceleran su producción.

Lo que secundariamente se daña son las plaquetas, cuya vida media es de 5 a 7 días, aunque su disminución en la sangre es rara como consecuencia de la quimioterapia.

Otro órgano que se ve afectado es la piel. Los cambios que sufre varían desde un leve aumento de la pigmentación hasta la pérdida total del cabello y vello de todo el cuerpo.

Si la paciente sometida a quimioterapia aún menstrúa,

es común, aunque no general, la desaparición de los periodos y la llegada de los síntomas de una menopausia prematura: bochornos o calores ascendentes súbitos que provocan sudoración y enrojecimiento del cuello y la cara, además de aumento de peso, fatiga y trastornos en el conocimiento (se ve afectada su memoria a corto plazo). En tal caso, las mujeres mayores de 45 años la padecen entre 60 y 70%, y debido a que la terapia hormonal sustitutiva o de reemplazo está contraindicada, se utilizan terapias alternativas no hormonales, así como la suministración de algunos antidepresivos.

Todo ello debe complementarse con ejercicio físico, control de la respiración, relajación muscular, meditación, yoga, psicoterapia, hipnosis y acupuntura.

Después de la quimioterapia también es normal —50% de los casos— que haya aumento de peso, de 3 a 6 kilos, así como fatiga crónica —30% de las pacientes—, la cual persiste hasta por 2 o 3 años.

Hay efectos secundarios menos comunes, como la cardiotoxicidad o daño al funcionamiento del corazón, que se presenta entre el 1 y el 5% de las mujeres tratadas con quimioterapia; los factores de riesgo asociados son:

- Edad mayor a los 65 años.
- Antecedente de hipertensión arterial sistémica o de enfermedad cardiaca previa.
- Dosis altas acumuladas.
- Historia de radioterapia al mediastino o tórax.
- Combinación con una sustancia médica llamada trastuzumab.

Dada esa circunstancia, es recomendable la vigilancia y evaluación cardiaca mediante ultrasonido cardiaco.

La neuropatía —daño a los nervios que se encargan de la sensibilidad— es otro de los posibles efectos secundarios indeseables. Se presenta en un rango de 13 a 27% de pacientes a las que se les administró taxanos (un tipo de medicamentos); puede llegar a ser incapacitante de forma permanente en casos muy graves. De ese porcentaje, es más frecuente en pacientes de edad avanzada, con sobrepeso u obesidad, diabéticas o con antecedentes de alcoholismo.

Se puede tratar con medicamentos para el dolor neuropático, aunque su beneficio es limitado y su efecto benéfico aparece después de semanas o meses de tratamiento; en casos graves se usan medicamentos derivados del opio u opioides, así como con antidepresivos, acupuntura, terapias de relajación y ocupacionales, neuroestimulación eléctrica y masaje a los miembros del cuerpo afectados.

La fatiga relacionada con las terapias contra el cáncer no está asociada a la provocada por actividades físicas. Se presenta hasta en 80% de las pacientes tratadas con quimioterapia y en 30% de los casos persiste después de 6 a 12 meses.

Es recomendable monitorear la fatiga a intervalos frecuentes, para medir su permanencia, si es moderada o grave, y descartar otras causas: recurrencia del cáncer, alteraciones en el estado del sueño y la vigilia, si hay depresión o ansiedad, dolor, deficiencias nutricionales, hipotiroidismo o deficiencia de vitamina D, por citar algunas posibles causas. A las pacientes que la padecen, habrá que indicarles aumentar la actividad física moderada —30 minutos diarios—, terapia física, acupuntura, masaje, técnicas de relajación y meditación, asistir a grupos de apoyo, etcétera.

La disfunción cognitiva o daño al conocimiento que llega a ocurrir a mediano y largo plazos debido a la quimioterapia se debe a causas complejas poco claras. Sabemos que entre 20 y 30% de las pacientes llegan a tener trastornos de este tipo, ya sea por el tratamiento empleado o por el impacto emocional de un diagnóstico de cáncer, que siempre es pasmoso a pesar de la sutileza con que el médico lo comunica. También se asocia a la fatiga, los cambios nutricionales, la depresión y la ansiedad; y en general a todas las alteraciones en la calidad de vida durante el tratamiento completo.

Cada vez encontramos a pacientes más jóvenes con la enfermedad, algunas de ellas sin hijos o con el deseo de tener más familia, pero la quimioterapia afectará su fertilidad. Aún no se ha desarrollado un procedimiento estandarizado para la preservación de la fertilidad en la mujer que así lo desee y que al mismo tiempo esté programada para recibir un tratamiento por cáncer de mama; lo único existente son algunas clínicas que proponen crioconservar —mantener en congelación— óvulos de la paciente y dar tratamientos posteriores a la quimioterapia.

Unos de los efectos secundarios más notorios se dan en el sistema gastrointestinal: náuseas y vómitos que causan estrés psicológico, malnutrición y deshidratación; por fortuna existen los medicamentos adecuados que, administrados antes de cada ciclo de quimioterapia, controlarán esos malestares. Otros efectos son la inflamación intestinal y la diarrea, que deben tratarse con una adecuada hidratación y una dieta sin grasas ni carnes rojas y baja en condimentos.

Casi todos los efectos secundarios son reversibles, sin dejar secuelas: el cabello vuelve a salir, incluso de manera más abundante y diferente al original; la piel gradualmente se recupera; las mujeres jóvenes premenopáusicas vuelven a sus ciclos menstruales y pueden embarazarse de nuevo sin haber contraindicación para ello ni riesgo alguno para el bebé; la digestión se regulariza y se vuelve a la dieta o régimen alimenticio común, la actividad física vuelve a ser vigorosa, al igual que la sexualidad y la actividad laboral y social.

Cada vez hay más pacientes recuperadas y sobrevivientes a la enfermedad, gracias a los diferentes esquemas de tratamiento novedosos. Ahora tenemos la oportunidad de observar los efectos a largo plazo, contrario a lo que ocurría hace algunos años: cáncer de mama era sinónimo de muerte a pesar de los procedimientos mutilantes y a la escasa quimioterapia estándar. Esperemos algún día vencer a la enfermedad totalmente y, ¿por qué no?, erradicarla del mundo.

NORMA: *"Mi primera quimioterapia fue el 19 de marzo de 2013. Recuerdo haber llegado muy nerviosa, pero el trato de las enfermeras y el ver que había personas en las mismas circunstancias que yo, las cuales me brindaron su apoyo, me tranquilizó un poco. Aproximadamente a los diez días empecé a ver los primeros estragos; sobre todo, para mí, uno de los más fuertes: la caída de mi cabello. Lloré a más no poder cuando veía en la almohada, en el baño, en el piso de mi recámara mechones de cabello que se me caían con solo pasar mi mano por la cabeza.*

Decidí raparme y creí no tener el valor de mirarme en un espejo sin cabello, fue muy duro. Tuve depresión, sentía que mi vida no sería la misma de antes. Durante todo mi tratamiento (seis quimioterapias) experimenté muchas emociones de tristeza, alegría, coraje, temor... y siempre Dios y mi familia me levantaban cuando yo me sentía derrotada.

Algunos de los efectos secundarios que más sufrí fueron sin duda el estreñimiento, el comer sin tener el placer de saborear los alimentos y el olfato se me agudizó mucho. Tuve días buenos, regulares y malos".

La radioterapia

Para nosotros los médicos, la perspectiva histórica de los efectos de las radiaciones ionizantes o radioterapia es todavía corta, muy joven: apenas hace 120 años de aplicación. Dos momentos cruciales fueron cuando Roentgen descubrió los rayos x en 1895, y cuando Marie y Pierre Curie reportaron su descubrimiento del radio (elemento radioactivo) en 1898.

El primer paciente tratado con rayos x fue reportado en 1899. Los estudios en este campo evolucionaron mucho de 1913 a 1930. Entre otros avances, comenzó el tratamiento del cáncer cervicouterino mediante una sonda radiactiva dentro de la vagina.

Muchos médicos trabajaron en este campo con entusiasmo. Por ello, el uso de **radiaciones ionizantes** se refinó, la planeación del tratamiento y su aplicación se volvió más segura y reproducible.

En la actualidad, la radioterapia oncológica es una especialidad científica y clínica dedicada al tratamiento de pacientes con cáncer y ocasionalmente en algunas enfermedades benignas. Se encarga de la investigación biológica y de establecer las bases fisiológicas del tratamiento radiante.

El propósito u objetivo de la radioterapia es la de otorgar la dosis precisa de irradiación a un tumor, tratando de hacer el mínimo daño posible al tejido sano que lo rodee, para lograr que el tumor se erradique y se prolongue la supervivencia del paciente con una alta calidad de vida.

Además de los objetivos curativos, la radioterapia juega un rol importante para lograr una paliación efectiva o prevenir los efectos de la enfermedad. Por ejemplo, detiene el sangrado existente en el cáncer cervicouterino ulcerado, alivia el dolor al disminuir la compresión que causa el tumor, conserva la integridad de los huesos que hayan sido alcanzados por la enfermedad y restablece la función de muchos órganos. Todo ello con mínimo daño o morbilidad en una gran variedad de circunstancias clínicas.

Prescripción de la radioterapia y planeación del tratamiento

El uso clínico de la radioterapia es un proceso complejo que incluye a muchos profesionales de diferentes áreas. El éxito del tratamiento se define antes de iniciarlo, al definir si será curativo o paliativo (es decir, si sólo servirá de apoyo). Se basa en los siguientes factores:

- Evaluación de las características del tumor (definir la etapa), mediante estudios de imagen, medicina nuclear, ultrasonido, etcétera.

- Determinar el grado de avance, lo que incluye determinar si ya hizo metástasis.
- Definir el objetivo del tratamiento: curación o paliación.
- Elegir la modalidad terapéutica apropiada, ya sea radiación combinada sólo con cirugía, sólo con quimioterapia o ambas.
- Determinar la dosis óptima de radiación, así como precisar si se hará en la totalidad del tumor o si se hará por partes (eso depende de dónde se localice, de qué tipo de tumor se trata y de la etapa en la que se encuentre).

El oncólogo radioterapeuta, como responsable de la terapia, debe establecer comunicación con el ginecólogo y con el oncólogo cirujano para planear el tratamiento y definir la dosis, con lo cual asegurarán los mejores resultados con el menor daño posible.

Las dosis de radiación varía de acuerdo con qué parte del tumor se tratará, si el centro o la periferia, y de si parte del tumor fue retirado con cirugía previa.

La clave principal es estudiar la masa tumoral (tamaño y cantidad). Para ello hay tres puntos importantes a determinar:

1. Lo macroscópico: qué tanto es visible por los métodos de imagen o palpable clínicamente.
2. Las microextensiones a tejidos adyacentes o alrededor de él.
3. La enfermedad subclínica; en otras palabras: que se sospecha que está presente pero que no es posible detectarlo por imagen ni por palpación.

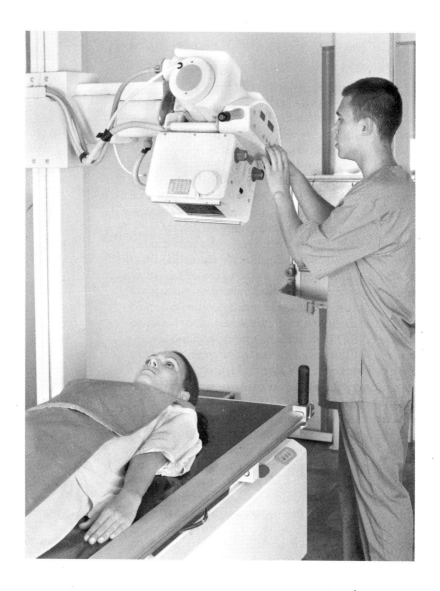

Tipos de radiación

Las radiaciones más comúnmente usadas en radioterapia son los rayos x, los rayos gamma y los electrones.

Los rayos x y los gamma son formas de radiación elec-
tromagnética similar al calor y a la luz, pero tienen mucho
más energía que ésta. Ambos tipos de rayos tienen las mismas
propiedades físicas y biológicas, aunque su origen es diferente.
Los gamma provienen del interior del núcleo atómico y los x
del exterior del núcleo.

Ambos tipos de rayos constituyen la radiación ioni-
zante. Si estos rayos fueran usados sin control, causarían cáncer,
debido a su gran energía. Pero de manera controlada sirven pre-
cisamente para atacarlo. Su funcionamiento se da en tres pasos:

1. La acción de los rayos se da manera directa o indirecta,
   para causar la ruptura de las células cancerosas de manera
   muy precisa, nanomilimétrica.

2. Consiste en que los rayos son dirigidos a los tejidos
   enfermizos que están compuestos básicamente por agua,
   también para causar su ruptura.

3. Es una especie de reserva de energía de los rayos; tal energía
   se conserva tras la ruptura de las células tumorales; dicha
   reserva actúa cuando la célula maligna intenta dividirse para
   sobrevivir. En otras palabras, en muchas células malignas el
   daño mortal inducido por la radiación no es instantáneo;
   antes de ello, tales células continúan funcionando y pueden
   tener algunas divisiones antes de que ocurra su muerte
   biológica.

La medida de la emisión de rayos son los GRAY (Gy). Un Gy
equivale a 100 RAD. Veamos un ejemplo para dar una idea del
poder que tienen los rayos x y gamma. Una radiografía de
abdomen para observar los ovarios necesita de 185 milirads (o
sea, 0.185 de RAD). Si esa radiografía se le aplicara a una mujer

embarazada, el feto se dañaría solamente si se emitieran más de 25 rads, es decir, ¡la energía de 135 radiografías de abdomen en una sola!

Pues bien, la dosis estándar para el tratamiento del cáncer de mama es de alrededor de los 50 Gy, distribuidos en 25 a 35 sesiones, regularmente recibidas de lunes a viernes, con descansos en sábados y domingos. Es decir, se requieren 5000 rads, o lo que es lo mismo: la energía de cerca de 5000 mil radiografías.

Cuando la radioterapia se aplica de manera externa, o sea por fuera del cuerpo, se le conoce como teleterapia; cuando se administra dentro del cuerpo es braquiterapia o endocavitaria.

Indicaciones y manejo de la radioterapia en cáncer de mama

Radioterapia postoperatoria en el manejo conservador

Todas las pacientes tratadas quirúrgicamente de manera conservadora (es decir, cuando se le retira el tumor con bordes libres y se respeta el resto de la glándula mamaria) deberán recibir radioterapia externa; la dosis prescrita será de 45 a 50.4 Gy distribuidos en 25 a 28 sesiones.

Al lecho donde se encontraba el tumor se aplicará una dosis adicional de 10 a 16 Gy (si se hace mediante la técnica llamada braquiterapia intersticial, se aplica durante la cirugía con un novedoso aparato radiactivo, Intrabeam, que emite la radiación en el sitio exacto donde unos minutos antes estuvo el tumor; claro, depende de que el hospital cuente con el aparato).

Esta modalidad de tratamiento reduce a diez años la recurrencia local en un 15% y la mortalidad por cáncer de mama a 15 años en un 3.8%.

No es recomendable aplicar este tratamiento a pacientes mayores de 70 años.

Si la paciente no es candidata a quimioterapia, es recomendable comenzar la radioterapia máximo 8 semanas después de la cirugía; las que sí recibirán quimioterapia, deberán comenzar a ser radiadas antes de la semana 26 tras la cirugía, porque en caso contrario su pronóstico de supervivencia se ve desfavorecido.

Candidatas a radioterapia de ganglios después de cirugía conservadora

- Axila: Si la paciente tiene afectados más de 4 ganglios. Aunque si hay de 1 a 3 ganglios dañados o si el ganglio centinela resulta enfermo, el oncólogo valorará también si prescribe la radiación.
- Cadena mamaria interna: se encuentra a un lado del centro del tórax y por debajo de las costillas. Si existen más de 4 ganglios axilares afectados o con tumores mayores a 5 cm o que afecten piel, areola-pezón, o que se encuentren fijos al tórax, o que sean inflamatorios, se sugiere radioterapia.

De rutina, el oncólogo no recomendará radioterapia si el tumor se encuentra en la mama izquierda, porque aumenta significativamente el riesgo de infarto al miocardio. Sin embargo, cuando a criterio del médico sea necesaria, usará técnicas modernas en tercera dimensión, entre otras. Puedes confiar plenamente en ello.

Radioterapia a la pared torácica posterior a mastectomía

Si a la paciente se les retiró todo el tejido mamario —incluyendo la piel y el complejo areola-pezón—, la radiación se hará a la pared del tórax, la cicatriz de la mastectomía y los sitios donde se aplicaron los tubos de drenaje.

Las condiciones para aplicar la radioterapia a la pared torácica son estas:

- Tumor primario mayor a 5 cm.
- Invasión a la piel o a la fascia del músculo pectoral.
- Afectación de los ganglios linfáticos de la piel.
- Invasión a los vasos sanguíneos y tumores de alto grado de malignidad.
- Margen quirúrgico alrededor del tumor menor a 1 mm o invadido por células malignas.
- Metástasis por debajo o por arriba de la clavícula.

Bajo ninguna circunstancia se aplicarán la radiología y la quimioterapia al mismo tiempo.

Efectos indeseables secundarios a la radioterapia

Existe una baja probabilidad de efectos adversos por la radioterapia, sobre todo si fue bien aplicada.

La piel de la mama irradiada frecuentemente muestra un enrojecimiento gradual durante la tercera y cuarta semanas del tratamiento.

A menos que exista una necesidad específica de usar una dosis máxima, muchas técnicas para radiar la mama y el tórax producen descamación seca de la piel sin causar cambios en su textura.

Las secuelas cutáneas tardías pueden ser la hipocromía o pérdida de la coloración o pigmentación de la piel radiada; adelgazamiento o sequedad dando la apariencia de acartonamiento; telangiectasia o aparición de múltiples vasos sanguíneos delgados y superficiales sobre todo en las áreas que recibieron mayor dosis.

Las pacientes que recibieron radiación intersticial, o sea en el sitio donde se alojaba el tumor, pueden tener mayor daño en ese sitio en específico.

Son infrecuentes los signos y síntomas de afección a los pulmones, que se manifiesta con tos, fiebre y sensación de falta de aire.

Estos casos se tratan con medicamentos y se resuelven en unas semanas. En caso raro de afección grave se administrarán **corticoesteroides**.

Como dijimos ya, aunque la radioterapia es carcinogénica —que puede estimular la aparición y desarrollo de tumores malignos—, ello es infrecuente. Por el contrario, es indudable el efecto benéfico en la supervivencia a largo plazo de las pacientes tratadas con cáncer de mama, en combinación con la cirugía, la quimioterapia y las otras terapias utilizadas. Cada vez hay más opciones radiantes seguras y efectivas.

ANABELL: *"Otra gran bendición fueron mis amigos. Siempre estuvieron a mi lado; a cada instante me brindaron sonrisas, bromas, llamadas, carcajadas... jamás olvidaré al ocurrente que, al hablarme, preguntaba cómo iba mi chichi radiactiva. Invariablemente, de ahí se desprendía una serie de bromas y carcajadas que levantaban el ánimo de cualquiera. Todos fueron grandes compañeros de travesía, como grande e importante fue la presencia de un gran médico, que aparte de su experiencia y conocimiento siempre fue paciente, tolerante, amable y afectuoso. Dios en su infinita sabiduría me rodeó de todo el cariño necesario para salir adelante.*

Después de la operación, que consistió en una tumorectomía (solo se extirpó el tumor dejando la mama), y del retiro de ganglios linfáticos, me aplicaron seis quimioterapias, acompañadas de 25 sesiones de radioterapias. ¿Fácil? Mmmh, lo importante es que todo pasa: náuseas, intolerancia a los olores, vómitos, cansancio, quemaduras de la piel por la radio, mucha hambre, ¡uuuf!, sinceramente en el plano físico fue pesado, pero lo importante es que pasó."

La hormonoterapia

Las hormonas funcionan como mensajeros que transportan sustancias químicas en el organismo, y lo hacen a través de la sangre. Alteran las acciones de las células y de los tejidos en distintos lugares del cuerpo.

En el cuerpo humano hay muchos tipos de hormonas; desde las que controlan el humor hasta las que son responsables de que tengamos orgasmos o uñas. De entre todas ellas, nos interesan el estrógeno y la progesterona, que en la mujer son producidas por los ovarios.

El estrógeno se encarga del desarrollo y el mantenimiento de las características sexuales femeninas, así como del crecimiento de los huesos largos. Por su parte, la progesterona regula el ciclo menstrual y el embarazo.

Fue en 1896 cuando el doctor George Beatson publicó los primeros resultados sobre la influencia que tienen las hormonas en algunos cánceres de mama. Décadas después, a partir de 1952, otras investigaciones han concluido que varios de los cánceres más comunes en humanos —mama, endometrio, ovario y colon— son influidos por procesos hormonales.

Así como las hormonas son las encargadas de estimular

la proliferación celular, por lo mismo pueden causar "errores" genéticos, y entonces fomentar el desarrollo de tumores malignos.

Para que ello ocurra, es necesario que la célula tenga un receptor hormonal nuclear. Ese es el principio básico para que una célula sana se convierta en cancerosa. Si la célula no tuviera forma de recibir hormonas, entonces no se afectaría. Pues bien, existen dos tipos de receptores para las hormonas de las que hablamos: el que recibe al estrógeno y el de la progesterona.

En la mama normal, sana, existen cantidades específicas de proteínas (que son los receptores) para captar estrógenos, y progesterona, entre otras sustancias. Actualmente, es necesario que los médicos determinen si hay presencia de receptores de estrógeno y progesterona en el tumor canceroso; es un paso necesario no sólo para confirmar su presencia, sino como indicador predictivo para el tratamiento hormonal y como factor para realizar un pronóstico del posible curso que tome la enfermedad. Así el asunto de claro: si en el tumor aparecen estrógeno o progesterona, se determina como positivo. Si no hay tales, entonces es negativo.

Las cifras indican que entre 55 y 65% de los tumores malignos primarios de mama presentan receptores de estrógeno positivos. Mientras que en los tumores metastásicos, los receptores estrógeno positivos van de 45 a 55% de ellos.

También es cierto que esos porcentajes son más frecuentes en mujeres con cáncer de mama después de la menopausia, que antes de ella.

No sobra decir que las lesiones benignas —es decir, los tumores benignos— no poseen receptores estrógeno, por lo tanto tienen baja probabilidad de que se conviertan en cáncer de mama.

Por otro lado, aunque los casos son pocos, en los hombres con cáncer de mama el porcentaje aumenta: 90% posee receptores estrógeno positivos y 50% receptores progesterona positivos.

La buena noticia es que alrededor de 55% de las mujeres con cáncer de mama y estrógeno positivo en el tumor responde favorablemente en la disminución del tamaño del tumor inicial o primario.

Tipos de tratamiento hormonal

Nota muy importante: La *terapia hormonal* para el cáncer de seno no es lo mismo que la *terapia de reemplazo hormonal*; en esta última se administran hormonas para reducir los síntomas de la menopausia.

Para determinar si una paciente con cáncer de mama es candidata a esta terapia, es necesario saber si tiene receptores en el tumor, como ya se dijo, porque está demostrado que sólo 3% de las mujeres con cáncer de mama sin receptores de estrógeno responden satisfactoriamente a la terapia hormonal.

En cambio, de 75 a 80% de las pacientes con tumores que presentan positividad responde satisfactoriamente a la terapia hormonal.

Existen varios métodos de terapia hormonal:

1. Bloqueo de la función de los ovarios
   Puesto que los ovarios son la fuente principal de la producción de estrógeno en las mujeres premenopáusicas,

las concentraciones de éste puede reducirse al eliminar o suprimir la función de los ovarios. Esta operación se llama *ablación ovárica*.

Esta intervención puede hacerse mediante la extirpación de los ovarios por cirugía o radioterapia, de manera definitiva o permanente.

Por otro lado, la función ovárica puede suprimirse de manera *temporal*; para ello se utilizan unos medicamentos llamados *agonistas*. Lo que hacen estas medicinas es eliminar las señales que la hipófisis —que es la glándula maestra encargada de controlar, estimular o suprimir todas las glándulas endócrinas del cuerpo— envía a los ovarios para la producción del estrógeno y la progesterona.

Los dos fármacos autorizados y utilizados para el bloqueo temporal de la función ovárica son la Goserelina, que se administra mediante un implante sintético colocado bajo la piel alrededor del ombligo mensualmente, y la Leuprolida que se aplica por medio de una inyección subcutánea mensual o trimestralmente.

2. Bloqueo de la producción de estrógeno

    El estrógeno es producido por un proceso bioquímico a partir de unas sustancias llamadas *ésteres del colesterol*, las cuales, para convertirse en estrógeno, necesitan una enzima llamada *aromatasa*, que actúa en los ovarios y en otros tejidos que producen la hormona.

    En esta terapia, los fármacos bloquean la actividad de la aromatasa. Este método se utiliza principalmente en mujeres posmenopáusicas, ya que los ovarios de las mujeres premenopáusicas o aún menstruantes producen demasiada

aromatasa y los inhibidores no pueden bloquearla eficaz-
mente.

Sin embargo, puede usarse en las mujeres premenopáusicas
si se administra junto con otro medicamento que suprima
la función de los ovarios, tal como la goserelina o la leuprolida.

Los inhibidores de la aromatasa autorizados son el anastrozol y el letrozol, que se administran vía oral; una tableta
diaria por un lapso de dos a cinco años desactiva *temporalmente* la acción de la aromatasa. Mientras que el exemestano desactiva la enzima en forma permanente.

3. Bloqueo de los efectos del estrógeno
    Hay varios fármacos que bloquean la capacidad del estró-
    geno para estimular el crecimiento de las células del cáncer
    de mama:
    Moduladores Selectivos de Receptores de Estrógeno (SERM):
    Simulan ser estrógeno y se unen a los receptores de estró-
    geno; de esa manera impiden que los estrógenos reales
    actúen. Los fármacos aprobados son el tamoxifeno (que es el
    más efectivo y el más económico), el raloxifeno y el toremi-
    feno.
    Otros fármacos antiestrógenos: El fulvestrant trabaja de
    forma diferente para bloquear las funciones del estrógeno;
    se pega al receptor de estrógeno y funciona como su anta-
    gonista, lo bloquea directamente, pero no simula su fun-
    ción, lo ataca directamente. Es un antiestrógeno puro.
    Cuando se une al receptor de estrógeno, el receptor es
    puesto en el blanco para ser destruido.

¿Cómo se usa la terapia hormonal en el tratamiento del cáncer de mama?

Existen tres formas principales en las que se utiliza la hormonoterapia para el tratamiento del cáncer de seno:

1. Adyuvante o posterior a manejo inicial
    Recuerda que la terapia adyuvante es el tratamiento posterior a la cirugía, para aumentar la posibilidad de curación.
    En este caso, el medicamento más usado es el tamoxifeno, para mujeres premenopáusicas, posmenopáusicas y en hombres con cáncer de mama; en cambio, el anastrozol y el letrozol sólo se aplica en mujeres posmenopáusicas. Un tercer inhibidor es el exemestano, para mujeres postmenopáusicas que primero hayan recibido tamoxifeno.
    Hasta hace poco tiempo, la mayoría de las pacientes recibían tamoxifeno durante 5 años, a razón de 20 mg diarios vía oral.
    Sin embargo, con la aparición de nuevas terapias hormonales se han difundido métodos complementarios.
    Por ejemplo, hay pacientes que reciben un tratamiento adicional después de completar los 5 años de tamoxifeno, lo cual extiende el pronóstico de vida libre de enfermedad.
    Un estudio de marzo 2014 mostró que el uso de tamoxifeno de manera ininterrumpida hasta por 10 años prolonga la protección para evitar una recaída, además de conservar la probabilidad de vida libre de la enfermedad.
    Como siempre: esta terapia la debe valorar y prescribir un oncólogo médico.

2. En el cáncer metastásico

   Para estos casos, los estudios han indicado que también el tamoxifeno es eficaz en el tratamiento de mujeres y hombres con cáncer metastásico de mama, al igual que el toremifeno.

   El fulvestrant puede usarse en mujeres posmenopáusicas después del tratamiento con otros antiestrógenos. Por su lado, el anastrozol y el letrozol pueden utilizarse en mujeres posmenopáusicas como terapia inicial. Hay casos en los que algunas pacientes no sólo no han mejorado, sino empeorado con el uso del tamoxifeno. En tal caso, el exemestano es el medicamento recomendado.

3. Tratamiento neoadyuvante

   El único caso —no aprobado aún—, para utilizar terapia hormonal como primer manejo de un cáncer de mama, es cuando la intención es reducir el volumen del tumor para operarlo posteriormente.

   Algunos estudios controlados han mostrado que este tipo de terapias en mujeres posmenopáusicas pueden reducir el tamaño tumoral; en cambio, en mujeres aún menstruantes o premenopáusicas los resultados son menos claros y precisos.

Algunas pacientes han manifestado la duda de si la hormonoterapia puede usarse como método preventivo del cáncer de mama. La respuesta es afirmativa, siempre y cuando se trate de una paciente que muestre un alto riesgo comprobado de desarrollarlo (ya explicamos en páginas anteriores quiénes son las mujeres que se encuentran en el grupo de alto riesgo y la manera de evaluarlo).

Se ha comprobado que el tamoxifeno en dosis de 20 mg diarios, vía oral, durante 5 años, tanto en mujeres pre como posmenopáusicas redujo hasta 50% el riesgo de desarrollar cáncer de mama en mujeres de alto riesgo, en comparación con otro grupo de mujeres de igual circunstancia que no lo tomó o que se le administró un placebo (sustancia sin medicamento). Con raloxifeno el efecto reductor fue de 38%, pero sólo se puede usar en mujeres en la posmenopausia.

El exemestano, usado en mujeres posmenopáusicas y después de tres años de consumido, redujo el riesgo a 65%, pero hasta la edición de este libro aún no ha sido aprobado para este fin.

Efectos secundarios de la terapia hormonal

De acuerdo con el tipo de medicamento que se usará es que se debe valorar correctamente el riesgo-beneficio para cada paciente.

Los efectos secundarios más comunes son los bochornos o sofocos, la sudoración nocturna y la resequedad vaginal, que pueda ocasionar molestias en la actividad sexual; también puede causar trastornos en el ciclo menstrual en las mujeres premenopáusicas. Los menos comunes de cada método, pero graves, son los siguientes:

• Tamoxifeno
  · Coágulos sanguíneos que pueden causar trombosis en los pulmones o en las piernas.

- Apoplejía secundaria, trombosis
  o tromboembolia cerebral.
- Cataratas en los ojos.
- Cáncer de endometrio y del cuerpo uterino.
- Osteoporosis en la premenopáu-
  sica o disminución de la masa ósea.
- Cambios de humor, depresión y disminución en el interés sexual.
- En hombres: dolor de cabeza, náuseas,
  vómitos, erupción de la piel, impo-
  tencia y disminución del interés sexual.

- Raloxifeno
  - Trombosis en pulmones y piernas.
  - Apoplejía.
- Supresión o ablación ovárica
  - Disminución de la masa ósea,
    osteopenia u osteoporosis.
  - Cambios de humor, depresión y desinterés sexual.
- Inhibidores de la aromatasa
  - Riesgo de ataque cardiaco, angina de
    pecho, deficiencia cardiaca y aumento
    de los niveles de colesterol.
  - Disminución de la masa ósea.
  - Dolor en las articulaciones.
  - Cambios de humor y depresión.
- Fulvestrant
  - Síntomas gastrointestinales diversos.
  - Falta o disminución de la fuerza muscular.
  - Dolor difuso.

Interacciones con otros medicamentos

Ciertos fármacos, incluso varios antidepresivos recetados y usados ordinariamente como el famoso Prozac, inhiben una enzima llamada CYP2D6, que tiene una función crítica en el uso de tamoxifeno en el organismo porque lo metaboliza o lo descompone en moléculas que resultan mucho más activas que el mismo tamoxifeno. En otras palabras, hacen más lento el efecto del tamoxifeno y reducen su potencia.

El problema estriba en que, debido a la terapia hormonal, una cuarta parte de los pacientes con cáncer de mama sufren de depresión y otra parte algunos bochornos, y por ello recurren a ese tipo de antidepresivos.

En caso de padecer esos síntomas, la paciente debe mencionarlos a su oncólogo médico para que le recete un antidepresivo adecuado, como la sertralina.

Terapias biológicas

La terapia biológica utiliza ciertas sustancias, ya sea provenientes de organismos vivos o producidas en laboratorio. Otras usan bacterias o vacunas para estimular el sistema inmunológico del cuerpo para que actúe contra las células cancerosas.

La inmunoterapia y la terapia modificadora de la respuesta biológica no actúan directamente contra las células cancerosas, mientras que otras terapias biológicas, como los anticuerpos o segmentos de material genético, sí actúan sobre las células cancerosas.

Las terapias biológicas que interfieren en las moléculas específicas que participan en el crecimiento y evolución de tumores se llaman también *terapias dirigidas*.

Las terapias biológicas pueden usarse para tratar tanto el cáncer como los efectos secundarios de los otros tratamientos.

El sistema inmune y la función de la terapia biológica contra el cáncer

El sistema inmunológico —el que nos protege contra las enfermedades—, es una red compleja de órganos, tejidos y células especializadas. Reconoce y destruye agresores externos al cuerpo, tales como bacterias o virus, así como algunas células dañadas, enfermas o anormales, incluyendo células cancerosas.

La respuesta inmune se inicia cuando el sistema inmunológico reconoce una sustancia ajena al cuerpo llamada *antígeno*.

Los glóbulos blancos o leucocitos son los primeros en intervenir, pues rondan por todo el cuerpo buscando agresores externos o células anormales; ellos otorgan un grado de protección general.

Existe la creencia de que el sistema inmunológico tiene una capacidad natural para impedir la formación de muchos cánceres. Sin embargo, algunas células cancerosas son capaces de evitar ser detectadas utilizando diferentes estrategias. Por ejemplo, pueden tener cambios genéticos con los que dejan de ser antígenos, lo que las hace no detectables para el sistema inmune.

El objetivo de la terapia inmune es superar estas barreras para lograr una respuesta inmunitaria efectiva. Estas terapias biológicas lo que hacen es fortalecer el sistema inmunitario a la vez que contraatacan a las células cancerosas.

Los anticuerpos monoclonales
y su uso en el cáncer

Los anticuerpos **monoclonales** son productos de laboratorio que se unen a antígenos de las células cancerosas, para estimular una reacción inmunitaria que destruye células cancerosas. Es decir, estos anticuerpos monoclonales *recubren* la superficie de las células cancerosas, y entonces el sistema inmune las reconoce, lo cual desencadena su destrucción.

Otro grupo de anticuerpos monoclonales estimula una reacción inmunológica contra el cáncer al unirse a receptores en la superficie de células inmunitarias.

Otros evitan que las proteínas —necesarias para el crecimiento del tumor— se unan al tumor para la formación de vasos sanguíneos para su alimentación y crecimiento; es decir, no permiten que la célula cancerosa se "alimente", y así logran su muerte. Cuando eso empieza a ocurrir con varias células cancerosas, entonces se activa el sistema inmunológico que destruye las células tumorales.

Un grupo más de anticuerpos monoclonales contra el cáncer son los inmunoconjugados, que algunas veces son llamados *inmunotoxinas* o *conjugados de fármaco y anticuerpo*; es decir, se trata del anticuerpo mezclado con una sustancia que destruye células cancerosas, por ejemplo, un fármaco de quimioterapia o una molécula radiactiva. Al insertarse en la superficie de una célula cancerosa, la sustancia destruye la célula cancerosa.

Para decidir si una paciente es candidata para este tipo de terapia, hay que determinar la presencia de la proteína cancerosa HER-2, mediante la extracción del tumor o parte de él. Si resulta positivo, la terapia biológica se suministra por un lapso de 12 a 18 meses posterior a, o junto con, la quimioterapia.

Las citocinas y su uso en el cáncer

Las citocinas son proteínas producidas por los glóbulos blancos de la sangre. Ayudan a intervenir y a regular las reacciones inmunitarias, la inflamación y la producción de nuevos glóbulos sanguíneos (hematopoyesis).

Hay dos tipos de citocinas que se usan para combatir al cáncer: los interferones y las interleucinas; hay un tercer tipo llamado *factores de crecimiento hematopoyético*, que se usa para contrarrestar algunos de los efectos secundarios de la quimioterapia.

El interferón puede mejorar la reacción inmunológica al activar algunos glóbulos blancos de la sangre y puede también inhibir el crecimiento de células cancerosas o provocar su muerte.

Los factores de crecimiento hematopoyético son una clase especial de citocinas que existen naturalmente. Todos los glóbulos de la sangre, rojos y blancos, y las plaquetas, surgen de células madre hematopoyéticas de la médula ósea.

El tratamiento con estos factores permite a los pacientes continuar con sus programas de quimioterapia que, de otro modo, podrían interrumpirse temporalmente o modificarse para reducir las dosis de los medicamentos a causa de la disminución de los elementos de la sangre.

Las citosinas también pueden mejorar las reacciones

anticancerosas al aumentar el número de linfocitos T que combaten al cáncer.

De esa forma, se usan combinados con otras terapias biológicas para reforzar las reacciones inmunológicas contra el cáncer.

Por su parte, las interleucinas actúan como hormonas del sistema inmune, para mantener la protección innata en el organismo por medio de las células **inmunocompetentes**. Otra de sus funciones es darle vida y muerte a linfocitos T y B, cuyo objetivo es eliminar el cáncer y reparar los tejidos dañados.

Vacunas para el tratamiento del cáncer

Tales vacunas están formuladas y diseñadas para tratar los cánceres que ya se han formado, no para impedir que se formen. Contienen antígenos para aumentar la reacción del sistema inmune ante las células cancerosas; están compuestas por proteínas u otro tipo de molécula que se encuentra en la superficie o en el interior de las células cancerosas, que pueden estimular los linfocitos B o los linfocitos T para atacarlas.

Estos tipos de vacunas contra el cáncer se están probando en estudios clínicos en pacientes con una variedad de cánceres como el de próstata, colon y recto, pulmón, tiroides y mama.

Otras vacunas están diseñadas para atacar antígenos que son únicos a un tipo específico de cáncer; unas más, contra un antígeno específico para el tumor de un paciente y deben ser preparadas individualmente.

Debido a la escasa toxicidad que presentan las vacunas

contra el cáncer, están siendo probadas en combinación con otras formas de terapia: quimio y radio, así como la hormonal y las dirigidas.

Efectos secundarios de las terapias biológicas

Pueden diferir según el tipo de tratamiento. Los más comunes son el dolor, la inflamación, la irritación, el enrojecimiento de la piel, comezón y la erupción en el sitio de la infusión o inyección del medicamento.

Otros efectos secundarios menos comunes, pero más graves, tienden a presentarse en un tipo o unos tipos de terapia biológica. Por ejemplo, pueden causar gripe, fiebre, escalosfríos, debilidad, mareos, náuseas, vómitos, dolor de músculos o de articulaciones, fatiga, dolor de cabeza, problemas para respirar y presión arterial baja o alta.

Las terapias biológicas que provocan una reacción del sistema inmune, causan reacciones de hipersensibilidad que pueden ser graves y, en ocasiones, causar la muerte. Por ello deben ser correcta, profesional e individualmente indicadas y administradas.

Virus contra el cáncer

La terapia vírica oncolítica es una forma experimental de terapia biológica que consiste en la destrucción directa de las células cancerosas.

Los virus oncolíticos infectan tanto a las células cancerosas como a las normales, pero en estas últimas tienen poco efecto. Por el contrario, los virus se multiplican o reproducen dentro de las cancerosas para causar su muerte.

Algunos virus —como los reovirus, que causan la enfermedad de Newcastle, y los de la parotiditis o paperas— son oncolíticos por naturaleza; otros —como el del sarampión, los adenovirus y los de la varicela— pueden ser adaptados o modificados para que se multipliquen eficientemente sólo en las células cancerosas.

Uno de los retos al usar virus oncolíticos es que pueden ser destruidos por el sistema inmunológico del paciente antes de que tengan la oportunidad de atacar al cáncer.

Hasta la fecha, ningún virus oncolítico ha sido aprobado para su uso contra el cáncer, siguen en la etapa de experimentación y comprobación.

La terapia genética

Todavía es una manera experimental de tratamiento, intenta introducir material genético en células vivas y está siendo probada en muchos tipos de cáncer.

En realidad, no se puede insertar material genético directamente en las células de una persona, se debe hacer utilizando un portador o vector, como los virus, porque tienen la habilidad única de reconocer ciertas células e insertar material genético en ellas.

Se están estudiando varios métodos para tratar el cáncer de mama con terapia genética. Algunos se dirigen a las células cancerosas para destruirlas o para impedir su crecimiento. Otros, a las células sanas para intensificar su habilidad para combatir al cáncer.

Otra forma de terapia genética aísla linfocitos T de una muestra pequeña de sangre de un paciente, se modifican genéticamente mediante la inserción del gen por un receptor que reconoce un antígeno específico a las células cancerosas y hacen crecer en cultivo a un gran número de estas células modificadas, luego se le regresan al paciente que ha agotado su inmunidad, para que ataquen y destruyan a las células malignas tumorales.

Cáncer de mama asociado al embarazo y la lactancia

Este caso, no frecuente, es diagnosticado durante el periodo de gestación, desde la concepción hasta la terminación del embarazo, y durante la lactancia y el primer año del bebé.

Se da un caso de cáncer de mama asociado al embarazo en cada 3 000 embarazos; es decir, el 0.2% de todos los cánceres de mama diagnosticados en mujeres, porcentaje representado por mujeres menores de 50 años, mientras que entre 10% y 20% en los cánceres de mama se presenta en mujeres menores de 30 años.

En el ámbito urbano es más frecuente esta situación por la tendencia a postergar el embarazo después de los 30 años, ya sea por motivos de carácter profesional, la larga preparación académica o conseguir y desarrollar una actividad laboral que otorgue solvencia económica, etcétera.

Cuadro clínico y diagnóstico

Al igual que en la mujer no embarazada, el principal signo es la aparición, permanencia y crecimiento de un nódulo o bulto palpable en la mama.

Los cambios normales de ambas mamas en el embarazo, tales como el aumento de volumen, la turgencia y la congestión de los senos, dificultan la exploración mamaria, ya sea por la misma mujer o por el facultativo médico o enfermera adiestrada en ello.

Si un nódulo, masa o tumor palpable permanece por más de cuatro semanas, debe ser extensivamente evaluado.

El estudio por imagen sugerido es el ultrasonido o ecografía mamaria de alta resolución, que distinguirá de una lesión quística benigna de una sólida o sospechosa de malignidad, además de que evalúa el estado de los ganglios de la axila correspondiente. Este método no es invasivo ni utiliza radiación.

La mamografía en el embarazo no es recomendable porque da una alta tasa de falsos negativos —resultados diagnosticados como normales o sin enfermedad en los que sí existe malignidad—, con una sensibilidad baja de entre el 63 y el 78%.

En caso de ser necesaria su realización, la paciente embarazada deberá usar mandil abdominal protector de la radiación por protección al feto.

La resonancia magnética nuclear con gadolinio —medio contrastante— no se recomienda en el embarazo porque cruza la barrera de la placenta y aún se desconocen sus efectos en el feto.

En caso de sospecha de cáncer de mama en una mujer embarazada, el diagnóstico definitivo tiene que ser mediante una biopsia, que se realiza en el consultorio con una pequeña dosis de anestesia local.

Al enviar la muestra al patólogo, el médico le indicará que se trata de un tejido mamario de una mujer gestante, para que tome en consideración los cambios en el tejido mamario en esta etapa.

El tipo de cáncer más común es igual que en la no embarazada: el carcinoma ductal o canalicular, generalmente infiltrante —que ya sobresale de la membrana que lo cubría e invade las áreas más cercanas a él— y pobremente diferenciado.

Una cuarta parte de este tipo de presentación del cáncer de mama, expresan receptores hormonales positivos a estrógeno y progesterona, en comparación con la no embarazada. Esa circunstancia modifica el tipo de tratamiento a emplear.

Si el diagnóstico del cáncer es en una etapa avanzada (III-IV), los estudios a considerar son:

- Radiografía del tórax con mandil protector abdominal.
- Ultrasonido del hígado.
- Resonancia magnética nuclear de la columna del tórax y lumbar sin la administración de gadolinio, en caso de sospecha de enfermedad metastásica en huesos.
- La tomografía axial computarizada y los estudios de medicina nuclear —como la gammagrafía— deben evitarse por la alta emisión de radiación al feto.

Tratamiento del cáncer de mama asociado al embarazo

Se deben considerar los siguientes aspectos:

- Terminar tempranamente el embarazo, que significa extraer al feto antes de haber logrado su madurez necesaria para sobrevivir fuera del vientre materno. Ello abre la posibilidad de iniciar de inmediato el tratamiento contra el cáncer, aunque no garantiza la supervivencia de la madre.
- En caso de estar en el primer trimestre de la gestación con tumor avanzado —mayor de 5 cm o que ulcere la piel, areola o pezón, o fijo al tórax—, ganglios palpables positivos a melignidad o metástasis, tiene que iniciarse de manera pronta la quimioterapia. Así, se deberá considerar la terminación del embarazo para privilegiar a la madre y el manejo del tumor, sobre la viabilidad del feto. Esta decisión debe ser considerada de manera individual con información amplia para la paciente y sus familiares.
- El tratamiento de la mujer gestante con cáncer de mama debe ser por un equipo multidisciplinario que incluya al grupo oncológico y al obstétrico experto en medicina materno-fetal.
- El tratamiento dependerá de la etapa clínica en la que se encuentre y, en general, se siguen los mismos criterios terapéuticos que en la no embarazada.
- El método quirúrgico estándar es la mastectomía, pudiendo realizarse con seguridad en cualquier trimestre del embarazo con bajo riesgo debido a la cirugía y la anestesia.

- En el segundo y en el tercer trimestres de la gestación se puede realizar cirugía conservadora, completada por radioterapia al finalizar el embarazo.
- En cuanto a la disección de los ganglios de la axila correspondiente, se llevará a cabo sólo en el nivel I-II.
- Durante la operación se deberá vigilar el estado del feto y la posible actividad uterina prematura o amenaza de parto, pudiendo utilizar medicamentos para evitarlo.
- En el procedimiento anestésico debe mantenerse estable el nivel de oxigenación, de la glucosa y de los cambios bruscos de temperatura de la madre para obtener un estado de estabilidad en ambos.

Quimioterapia en el embarazo

- Todos los medicamentos anticancerosos tienen riesgos para el feto.
- La quimioterapia se puede utilizar a partir del segundo trimestre del embarazo, después de la semana 14.
- No es recomendable usarla para reducir el tamaño del tumor.
- Alrededor de 50% de los recién nacidos, expuestos a la quimioterapia durante el segundo y tercer trimestre de la gestación, presentan algún grado de retardo en el crecimiento, prematurez o bajo peso al nacer.
- Debe evitarse la quimioterapia después de la semana 35.

Radioterapia en el embarazo

- La radioterapia está contraindicado en todo el embarazo, porque causa daño directo y grave al feto, causándole neoplasias malignas diversas y problemas hematológicos en el útero.

Terapias biológicas en el embarazo

- Se han reportado solo 13 casos en los que se utilizó; 8 de ellos tuvieron disminución del líquido amniótico y 5 causaron la muerte del feto al nacer, por falla respiratoria y renal. Se debe evitar su uso.

Terapia hormonal

- Usar tamoxifeno en el embarazo provoca aumento en la incidencia de malformaciones genitales fetales.
- El tamoxifeno puede causar sangrado vaginal, aborto, defectos o muerte del feto *in utero*, por lo que no está indicado en la gestación.

El parto y la lactancia

- Debe tratar de llevar el embarazo a la madurez del feto para su nacimiento.
- La vía de nacimiento, por parto o cesárea,

dependerá de las indicaciones obsté-
tricas, condiciones de la madre y del feto.
* La lactancia deberá evitarse si la paciente conti-
nuará en tratamiento por quimio o radioterapia.

Pronóstico

* El cáncer de seno durante el embarazo no es
más agresivo que en la no embarazada.
* Por las condiciones mamarias modificadas por la
gestación, se retrasa el diagnóstico de cáncer de
uno a dos meses, contribuyendo a mayor posibilidad de afectación de los ganglios de la axila.
* El cáncer de mama etapa IV es más frecuente
en la embarazada y tiene 2.5 veces más posibilidad de producir metástasis.

Embarazo después de un cáncer de mama

* Cualquier mujer puede embarazarse sin complica-
ción por su padecimiento previo, pero no antes de dos
a tres años de haber concluido su tratamiento, pues
éste es el lapso de la posible recurrencia temprana.
* No debe estar en tratamiento con tamoxifeno.
* El feto no se afecta después de termi-
nado el tratamiento anticancerígeno.

KARLA JANETH: *"Entendí lo importante que es un diagnóstico temprano de esta enfermedad, para que el tratamiento tenga éxito y la persona logre una vida igual o mejor que la que tenía antes de la enfermedad, ya que durante el tratamiento me di cuenta de que había muchas mujeres que estaban pasando por esta enfermedad y no lo sabían. Tuve tiempo suficiente para pensar y reflexionar en lo que realmente es importante en la vida. Para poder salir adelante con el tratamiento, tuve que apoyarme mucho en mi familia porque no podía hacer muchas cosas: no podía hacer fuerza y me sentía muy débil pero con la ayuda de todos pude terminar el tratamiento. Cuando terminé el tratamiento tuve miedo y pensé que me tenía que cuidar más porque ya no estaba recibiendo ningún medicamento, así que seguí con la misma alimentación. También practiqué yoga y siento que me ha ayudado mucho. Ahora tengo 36 años, cumplí 7 años desde aquel día en que se me diagnosticó cáncer de mama y no ha regresado; en este momento me siento muy bien. Es un camino difícil y doloroso el que se tiene que recorrer para vencer esta enfermedad, pero con mucha fortaleza y ganas de vivir se puede lograr."*

Actualmente (julio de 2014) Karla Janeth tiene un embarazo normal, de 6 meses, sin problemas; el feto está normal en su crecimiento y desarrollo, y ella es feliz por cumplir su anhelo después de reponerse de la enfermedad.

Cáncer de mama en el hombre

El cáncer mamario en el varón representa el 0.5% de todos los casos en el mundo.

Los principales factores predisponentes son:

- Poseer la mutación del oncogén BRCA 2.
- Sindrome de Klinefelter.
- Criptorquidia (no descenso de los testículos al nacer).
- Radioterapia previa al tórax.
- Uso de terapia hormonal con estrógenos.

El tipo de cáncer más común es el ductal invasor o canalicular infiltrante, en el 90% de los casos.

El 90% al 95% muestran receptores hormonales positivos a estrógeno y progesterona; además de que solo el 11% sobreexpresan la oncoproteína HER-2 neu.

El tratamiento del cáncer de mama en el varón es, en todo, similar que en la mujer.

El tratamiento recomendado es la mastectomía radical junto con radioterapia.

La quimioterapia es igualmente recomendable, similar a los esquemas en la mujer.

La hormonoterapia —uso de tamoxifeno— es el indicado cuando hay receptores hormonales positivos.

El pronóstico dependerá de la etapa clínica y el manejo recibido. Generalmente, en el hombre se diagnostica en etapa avanzada; quizá por la baja incidencia, la pobre información o el estigma social de los hombres en tal situación.

Es importante, al igual que en la población femenina, la práctica de la autoexploración así como acudir al médico de confianza al percibir una nodulación, masa, "bolita" o tumor en la mama masculina, para realizar la evaluación con los mismos métodos de imagen que en la mujer, mamografía, ultrasonido, etcétera.

Palabras de algunas sobrevivientes

ANABELL: *"Mi vida no continúa donde la dejé, porque ahora tengo la vida que estoy construyendo con base en todo el aprendizaje que aún me deja esta experiencia. ¿He cambiado? Claro que ¡¡¡¡¡sí!!!!! ¿Cómo no replantearme las prioridades en mi vida?, ¿cómo no dedicar más tiempo a ser feliz?, ¿cómo no dejar de complicar lo sencillo y dejar de darle importancia a lo que no la tiene? No son grandes cambios que todo el mundo nota. Son cambios en mi interior, que me permiten seguir siendo una mujer entregada a la vida, vivirla intensamente, reír, correr como niña tras sus sueños e ilusiones, que se enoja y que se equivoca, sólo que ahora lo hago por un camino diferente, más sencillo, más tranquilo y más feliz. ¿Cómo vivo mi vida después del cáncer de mama? La vivo, simplemente la vivo, no permití que el cáncer dejara miedos o demonios, si sigo aquí es por y para algo y en el camino estoy. Mis días no giran en torno a una enfermedad, giran en torno a la persona que he redescubierto en mí, giran en torno a la pasión por la vida que formará parte de mí."*

MARCELA: *"Siempre voy a recordar las palabras de mi médico cuando alguna vez me dijo que sus pacientes con cáncer éramos ángeles que Dios había escogido. Hoy puedo disfrutar cada momento, a cada persona, cada paisaje y me siento muy afortunada y agradecida con Dios y la vida por todo lo bueno y lo malo que tengo. Creo firmemente que Él tiene un plan perfecto para cada uno de nosotros y que siempre va a nuestro lado para llevarnos de la mano a recorrer el hermoso camino de la vida. Comprendí la importancia de tener una buena actitud para enfrentar las grandes tormentas y así poder disfrutar las cosas más sencillas. Para mí, el cáncer fue una gran lección de vida y aprendizaje. Agradezco que mi seno ya no está, que haya cumplido su misión, que fue el darme el gran placer de amamantar a mis hijas; agradezco que el cáncer se instalara ahí y no en un órgano vital, para tener la oportunidad de que me lo quitaran; gracias a que no tengo un seno es que estoy viva.*

El cáncer es una enfermedad que no respeta edad o posición económica. Detectarlo a tiempo puede salvarnos la vida, porque no necesariamente tiene que ser una sentencia de muerte. A veces por ignorancia o miedo, las mujeres no se palpan. Ojalá que este testimonio sirva para hacer conciencia y disminuir la muerte por cáncer de mama, dando de esta forma nuevas oportunidades de vida.

Recuerda: ámate, conoce tu cuerpo, autoexplórate, infórmate, dialoga y lucha por tu vida."

NORMA: *"Ahora me siento muy bien y mi organismo poco a poco se está recuperando. Sin duda, el cáncer cambió mi vida, hoy soy una persona más responsable en el cuidado de* mi salud. Espero que este testimonio te sirva de motivación y enfrentes con valor esta dura prueba de vida."

MARTHA: *"Puedo decir que fue una experiencia pesada, cansada y en realidad poco dolorosa físicamente, pero a la vez me dejó una gran enseñanza: un inmenso amor a mi vida y, lo más importante, fue constatar el amor de mi hijo, de mi familia y mis amigos. Estoy segura de que todo este proceso se hizo menos difícil gracias a que los tres doctores involucrados en mi tratamiento nunca me trataron como una paciente más; de hecho, me hicieron sentir como si fuera un familiar de ellos.*

Me gustaría agregar que yo aconsejo a todas las mujeres que no dejen de hacerse sus chequeos médicos, aunque no sientan o no manifiesten dolor o síntoma alguno, el cáncer no mata si se detecta a tiempo."

Comentario final

Después de cinco arduos meses rodeado de libros y revistas actuales, de múltiples viajes al ciberespacio en búsqueda de más y mejor información, de intentar hacerla accesible al lector no médico, de múltiples y variadas correcciones con César Gutiérrez —editor de este libro ameno y estricto—, hoy he concluido la no fácil etapa de plasmar el conocimiento actual y hacerlo útil con el simple fin de aportar un poco a lo mucho que resta por hacer.

Hay, cada vez más, mujeres valientes que superan la enfermedad. Por eso estoy orgulloso y sumamente agradecido con estas ocho mujeres sobrevivientes al cáncer de mama, que aceptaron el reto de revivir su no agradable experiencia, que resultó muy doloroso repetir el trance mental, devolver del pasado el vívido recuerdo, que muchas de ellas con lágrimas y opresión en el corazón plasmaron lo que has leído en el transcurso del libro. Me inclino hacia ellas con profundo respeto y admiración, pues forman parte de la experiencia de esta vida.

En lo personal, no he padecido alguna enfermedad grave, pero no la he necesitado para entender y valorar la vida. He padecido otras que me han dejado discapacidad física que he aprovechado para crecer y seguir adelante, tal y como ellas lo han hecho.

Este libro tiene un solo fin: el de ayudar a entender con el conocimiento real de la enfermedad, para que la persona que actualmente lo esté padeciendo o de sus seres queridos que la rodean, puedan comprender que es solamente una enfermedad tratable, que con la adecuada valoración, diagnóstico y tratamiento oportuno, le permitirá proseguir con buena calidad su vida posterior, logrando realizar sus anhelos ahora de una manera más consciente y disfrutable.

Ahora es tiempo de conocer ese ser maravilloso que portas dentro de ti, lo de afuera distrae y te roba el tiempo; en tu interior está la vida, tu salud y tranquilidad, que en conjunto son, estoy seguro, la felicidad.

E. V. O.

Julio de 2014

Traduciendo a tu médico

Arsénico: Sustancia química que en altas cantidades (100 mg) o tomada constantemente en extremo tóxica, mortífera. En la Edad Media era la preferida para asesinar reyes y aristócratas.

Ashkenazi: Comunidad judía que se originó a las orillas del río Rhin durante la Edad Media, específicamente en Francia y Alemania. Actualmente es la mayor comunidad judía y viven sobre todo en los Estados Unidos e Israel.

Carcinomatosis peritoneal: Cáncer del peritoneo, que es la membrana o capa que recubre gran parte los órganos abdominales: estómago, hígado, apéndice, colon, etcétera.

Corticoesteroide: Son hormonas que el cuerpo produce naturalmente, aunque también son producidas en laboratorio. En general son desinflamantes, ya sea como pomada, pastilla, inyección o inhalador.

Ectasia: Sucede cuando una estructura tubular se ensancha o se estira. En el caso de las mamas, se ensanchan los conductos y con ello se obstruyen.

Formol: Es la combinación de un gas llamado formaldehido con agua. Es de olor muy fuerte y causa sofocación. En bajas dosis, se utiliza para hacer tela libre de arrugas y en algunos cosméticos, aunque su uso comienza a prohibirse terminantemente.

Ganglios linfáticos: Elementos esféricos reunidos en forma de racimos. Se encuentran en todo el cuerpo y sirven de filtros para atrapar y destruir bacterias y virus.

Genes de susceptibilidad: Son aquellos que, debido a su ausencia o a su mutación, hacen que las probabilidades de padecer cáncer aumenten.

Inmunocompetente: Se refiere a las células encargadas específicamente del sistema inmune.

Lobulillos: En los senos femeninos hay entre 15 y 20 secciones llamadas lóbulos. Cada lóbulo está formado de elementos más pequeños llamadas lobulillos.

Mamografía: Radiografía a las mamas para detectar tumores.

Menarca: Término preciso para la primera menstruación.

Menopausia: Cese definitivo de la menstruación.

Microcalcificación: Pequeños puntos de calcio parecidos a granos finos de sal, que no se perciben en la autoexploración sino en la mamografía.

Monoclonal: Anticuerpos creados en laboratorio a partir de proteínas animales y humanas, y son una opción muy importante en las terapias dirigidas.

Mutación deletérea: Se trata de cuando un gen muta y causa un acortamiento en la vida, empeoramiento de la calidad de vida o daños al organismo de un individuo.

Neoplasia multifocal y bilateral: El cáncer de mama multifocal se refiere a que existen varios tumores que se desarrollaron a partir del primario. Y el bilateral es cuando las dos mamas tienen un tumor.

No invasivo: Los procedimientos no invasivos no involucran instrumentos que rompan la piel o que la penetren físicamente.

Oncogenes: Genes anormales provenientes de los protooncogenes. Los oncogenes transforman una célula normal en una maligna que desarrollará un determinado tipo de cáncer.

Protooncogenes: Genes encargados de dividir las células de manera normal y controlar sus ciclos de manera sana.

Quiste: Es una bolsa con líquido que nace de manera anormal en diferentes cavidades del cuerpo.

Radiaciones ionizantes: Terapia en la que se aplica energía para ionizar la materia. Los iones son átomos cargados eléctricamente.

Síndrome de Cowden: Enfermedad genética hereditaria que predispone a padecer diversos tumores malignos a edad temprana.

Síndrome de Klinefelter: Los seres humanos tienen 46 cromosomas. Un par de ellos determina el sexo: mujer, xx: hombre. xy. Quienes padecen este síndrome son hombres con un gen x extra. xxy. Uno de los diversos síntomas es el agrandamiento anormal de las mamas.

Síndrome de Li-Fraumeni: Enfermedad genética hereditaria que predispone a padecer diversos tipos de cáncer a edad temprana.

Tamizaje: Evaluación global y completa del estado de salud, sin necesidad de presentar síntomas.

Terapia adyuvante sistémica: Cualquier tratamiento que

se administra después de la terapia principal para aumentar la posibilidad de supervivencia.

Tumor de mama triple negativo: Cuando el resultado patológico indica que las células cancerígenas de la mama resultaron negativas para receptores de estrógeno (ER-), para receptores de progesterona (PR-) y para HER2 (HER2-).

Índice

¡Tócate! Te toca vivir
Encuentro con el cáncer de mama
de Ernesto VELÁZQUEZ OSUNA
se terminó de imprimir y encuadernar en septiembre de 2014
en Quad/Graphics Querétaro, S. A. de C.V.
lote 37, fraccionamiento agro-industrial La Cruz
Villa del Marqués QT-76240